现代著名老中医名著重刊

治验回忆录

赵守真 著

人民卫生出版社

图书在版编目（CIP）数据

治验回忆录/赵守真著 . —北京：人民卫生出版社，
2008.2

（现代著名老中医名著重刊丛书　第五辑）
ISBN 978-7-117-09583-9

Ⅰ. 治… Ⅱ. 赵… Ⅲ. 医案-汇编-中国-现代
Ⅳ. R249.7

中国版本图书馆 CIP 数据核字（2007）第 191297 号

现代著名老中医名著重刊丛书
第五辑
治验回忆录

著　　者：赵守真
出版发行：人民卫生出版社（中继线 010-59780011）
地　　址：北京市朝阳区潘家园南里 19 号
邮　　编：100021
E - mail：pmph @ pmph. com
购书热线：010- 59787592　010- 59787584　010- 65264830
印　　刷：三河市宏达印刷有限公司
经　　销：新华书店
开　　本：850×1168　1/32　**印张：**4.25
字　　数：81 千字
版　　次：2008 年 2 月第 1 版　　2024 年 10 月第 1 版第 8 次印刷
标准书号：ISBN 978-7-117-09583-9/R・9584
定　　价：11.00 元

打击盗版举报电话：010-59787491　E-mail：WQ @ pmph. com
（凡属印装质量问题请与本社市场营销中心联系退换）

出版说明

　　自 20 世纪 60 年代开始，我社先后组织出版了一批著名老中医经验整理著作，包括医论医话等。半个世纪过去了，这批著作对我国近代中医学术的发展产生了积极的推动作用，整理出版著名老中医经验的重大意义正在日益彰显，这些著名老中医在我国近代中医发展史上占有重要地位。他们当中的代表如秦伯未、施今墨、蒲辅周等著名医家，既熟通旧学，又勤修新知；既提倡继承传统中医，又不排斥西医诊疗技术的应用，在中医学发展过程中起到了承前启后的作用。这批著作均成于他们的垂暮之年，有的甚至撰写于病榻之前，无论是亲自撰述，还是口传身授，或是其弟子整理，都集中反映了他们毕生所学和临床经验之精华，诸位名老中医不吝秘术、广求传播，所秉承的正是力求为民除瘼的一片赤诚之心。诸位先贤治学严谨，厚积薄发，所述医案，辨证明晰，治必效验，不仅具有很强的临床实用性，其中也不乏具有创造性的建树；医话著作则娓娓道来，深入浅出，是学习中医的难得佳作，为近世不可多得的传世之作。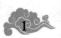

　　由于原版书出版的时间已久，已很难见到，部分著作甚至已成为学习中医者的收藏珍品，为促进中医临床和中医学术水平的提高，我社决定将一批名医名著编为《现代著名老中医名著重刊丛书》分批出版，以飨读者。

第一辑收录 13 种名著：

《中医临证备要》　　　　　　　　《施今墨临床经验集》

《蒲辅周医案》　　　　　　　　《蒲辅周医疗经验》

《岳美中论医集》　　　　　　　《岳美中医案集》

《郭士魁临床经验选集——杂病证治》

《钱伯煊妇科医案》　　　　　　《朱小南妇科经验选》

《赵心波儿科临床经验选编》　　《赵锡武医疗经验》

《朱仁康临床经验集——皮肤外科》

《张赞臣临床经验选编》

第二辑收录14种名著：

《中医入门》　　　　　　　　　《章太炎医论》

《冉雪峰医案》　　　　　　　　《菊人医话》

《赵炳南临床经验集》　　　　　《刘奉五妇科经验》

《关幼波临床经验选》　　　　　《女科证治》

《从病例谈辨证论治》　　　　　《读古医书随笔》

《金寿山医论选集》　　　　　　《刘寿山正骨经验》

《韦文贵眼科临床经验选》　　　《陆瘦燕针灸论著医案选》

第三辑收录20种名著：

《内经类证》　　　　　　　　　《金子久专辑》

《清代名医医案精华》　　　　　《陈良夫专辑》

《清代名医医话精华》　　　　　《杨志一医论医案集》

《中医对几种急性传染病的辨证论治》

《赵绍琴临证400法》　　　　　《潘澄濂医论集》

《叶熙春专辑》　　　　　　　　《范文甫专辑》

《临诊一得录》　　　　　　　　《妇科知要》

《中医儿科临床浅解》　　　　　《伤寒挈要》

《金匮要略简释》　　　　　　　《金匮要略浅述》

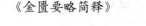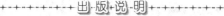

《温病纵横》   《临证会要》

《针灸临床经验辑要》

第四辑《方药中论医集》收录 6 种名著：

《辨证论治研究七讲》   《中医学基本理论通俗讲话》

《黄帝内经素问运气七篇讲解》   《温病条辨讲解》

《医学三字经浅说》   《医学承启集》

第五辑收录 19 种名著

《现代医案选》   《泊庐医案》

《上海名医医案选粹》   《治验回忆录》

《内科纲要》   《六因条辨》

《马培之外科医案》   《中医外科证治经验》

《金厚如儿科临床经验集》   《小儿诊法要义》

《妇科心得》   《妇科经验良方》

《沈绍九医话》   《著园医话》

《医学特见记》   《验方类编》

《应用验方》   《中国针灸学》

《金针秘传》

这批名著大多数品种原于 20 世纪 60 年代前后至 80 年代初在我社出版，自发行以来一直受到读者的广泛欢迎，其中多数品种的发行量都达到了数十万册，在中医界产生了很大的影响，对提高中医临床水平和中医事业的发展起到了极大的推动作用。

为使读者能够原汁原味地阅读名老中医原著，我们在重刊时采取尽可能保持原书原貌的原则，主要修改了原著中疏漏的少量印制错误，规范了文字用法和体例层次，在版式上则按照现在读者的阅读习惯予以编排。此外，为不影响原书内容的准确性，避免因换算造成的人为错误，部分旧制的药名、病名、医学术语、计量单位、现已淘汰的检测项目与方法等均未改动，保留了原貌。对于犀角、虎骨等现已禁止使用的药品，本次重刊也未予改动，希冀读者在临证时使用相应的代用品。

人民卫生出版社

2007 年 11 月

自序

医案，乃临床经验之纪实，非借以逞才华尚浮夸也。盖病情变化，隐微曲折，错综复杂，全资医者慎思、明辨、审问之精详，曲体其情，洞悉病服何药而剧，更何药而轻，终以何方而获安全，叙之方案，揆（kuí）合法度。俾读之者俨然身临其证，可以启灵机、资参证，融化以为己用，如是始谓医案之良。

吾临床数十年，运用《内经》、《难经》、《伤寒》、《金匮》及后世诸家学理。施治虽多奇中，然亦有久治不应，冥思苦索而后有得者，间亦有无法救治而终至死亡者，未尝不叹读书之未达，学医之难也。真赋性稽懒，历年治验，多未笔记。解放后莅零陵开业，深感党之中医政策伟大，心存奋发，思有振作。乃于诊读余暇，追溯往案，旁搜近验，凡记忆所能及者皆录之，久遂成帙。1959年秋奉调省中医药研究所文献室工作，因思医案乃文献之一，有裨临证参考，遂检出治验百例，加以整理，名曰"治验回忆录。"

诸案皆来自实践，虽绳之以理论，但觉证未能以词达，情未能以文显，杂遝（tà）成篇，自视歉仄（zè）。

学薄如余，固不敢尚浮夸，更不敢言才华，不过纪述平昔心得，作异日读书临床之印证而已。至云问世，则吾岂敢。

江华赵守真
序于湖南省中医药研究所　1962年7月

目录

3

4

《1.伤寒变证》

王新玉伤于风寒，发热怕冷，身疼汗出，服表散药未愈。转增腹痛泄泻，舌白润，口不渴，小便清利，一变而为太阳太阴并病。用时方平胃散加防风、桂枝，不惟前证未减，反益心下支结，胸胁满痛，口苦烦渴，再变而为太少二阳及太阴诸病矣。窃思证兼表里，伤寒论中之柴胡桂姜汤，病情颇为切合。其方柴桂发散和解，可治太少二阳之表；姜草健脾止泻，可温太阴之里；牡蛎开结住汗，有利气机之调畅；黄芩清热，蒌根生津，能清内在之烦渴。是一方而统治诸证，书方与之。否料患者又以病变时延，易医而欲速效。医不详察证情，认为表实里热而迭汗下之，遂致漏汗洞泻，息短偃卧，而势甚危殆。又复邀诊，脉微欲绝，四肢厥逆，汗泻未已，不时转侧手扰，此属阴阳垂绝之象，亟宜通脉四逆汤挽将绝之阳，配童便敛将尽之阴，以策万全。

附子一两　干姜两半　炙草五钱　浓煎，冲童便少许。

频频灌下，自晨迄暮，尽二大剂，泻汗逐减。当子夜阳回之时，汗泻全止，身忽发热，是阴复阳回之兆。按脉浮缓无力，阴阳将和，邪气外透。乃煎桂枝汤加参续进，益气解肌，二剂热退人安。后以补脾胃和气血调理匝月复元。夫是病几经转变已濒于危，虽得幸愈，然亦险矣。

❀ 2.失表坏证 ❀

农民谢荆生，年二十五岁。先病感冒未解，寻又大便不利多日，但腹不痛不胀。诸医偏听主诉之言，皆斤斤于里证是务，频用大小承气汤。大黄用之半斤，芒硝达乎四两，且有投备急丸者。愈下而愈不通，病则日加剧矣。病家惧，因征及余。诊脉浮而略弦，问答不乱，声音正常。据云：口苦胁痛，多日未食，最苦者两便不通耳。细询左右，则谓："患者日有寒热，寒时欲加被，热则呼去之，两月来未曾一见汗。头身时痛，常闻呻吟，是外邪尚未尽耶？"吾闻之恍然有悟。是病始由外感未解而便闭，屡下未行。乃因正气足以驱邪，邪不内陷，尚有外出之势，故下愈频而气愈闭，便愈不通，此由邪正之相持也。如医者果能缜密审辨，不难见病知源。从其腹不胀不痛，即知内无燥结，况发热恶寒之表证始终存在，岂可舍表以言里。假使因误下而表邪内陷，仍不免于结胸，或酿成其他之变证，为害曷可胜言。幸其人体力健，抗力强，苟免如此。今当依据现有病情，犹以发汗解表为急，表去则里未有不和者。证见脉弦口苦，胸胁满胀。病属少阳，当用柴胡和解；头身疼痛，寒热无汗，病属太阳，又宜防、桂解表。因拟柴胡桂枝汤加防风。服后温复汗出，病证显然减轻。再剂两便通行，是即外疏通内畅遂之义。遂尔进食起行，略事培补，日渐复元。

❀3. 寒闭失音❀

汪之常以养鸭为业。残冬寒风凛冽，雨雪交加，整日随鸭群蹀躞（dié xiě）奔波，不胜其劳。某晚归时，感觉不适，饮冷茶一大钟。午夜恶寒发热，咳嗽声嘶，既而语言失音。曾煎服姜汤冲杉木炭末数钟，声亦不扬。晨间，其父伴来就诊，代述失音原委。因知寒袭肺金，闭塞空窍，故咳嗽声哑。按脉浮紧，舌上无苔，身疼无汗，乃太阳表实证。其声喑者，非金破不鸣，是金实不鸣也。《素问·咳论》云："皮毛者，肺之合也。"又《灵枢·邪气藏府病形篇》云："形寒寒饮则伤肺。"由于贼风外袭，玄府阻闭，饮冷固邪，痰滞清道，治节失职之所致。治宜开毛窍宣肺气，不必治其喑。表邪解，肺气和，声自扬也。疏麻黄汤与之。

麻黄三钱　桂枝　杏仁各二钱　甘草一钱

服后，复温取汗，易衣二次。翌日外邪解，声音略扬，咳仍有痰，胸微胀。又于前方去桂枝，减麻黄为钱半，加贝母、桔梗各二钱，白蔻一钱，细辛五分，以温肺化痰。续进二帖，遂不咳，声音复常。

❀4. 阴虚挟湿❀

翟翁，年古稀，体甚健。嗜酒喜内，常服龟、鹿、参、桂之类调补，故自来鲜病。不料今冬伤于风寒，畏冷发热。身疼无汗，但舌紫绛，上笼白腻，津干口渴，心烦难寐，脉象浮数而无力。乃外感风寒而阴虚内热，即俗云寒包火之候。翁多欲阴亏，湿热久郁，兼之温补常进，不免助桀为虐。猝为风邪触发，故壮热烦渴诸象一时毕呈。然权其寒热轻重，犹属热重于寒，治宜辛凉疏表，滋阴清热为主。如清热而不解表，邪必内陷而助热；解表而不清热，则汗出伤津，尤易导热势之猖狂；又退热而不滋阴，则水不济火，其热未必可退。凡此种种，稍一失宜，皆能促成病变之恶化。故在治疗上以审认病体，辨清证情，区缓急、别轻重为要。再以用方而论，如大青龙汤主治内热外寒悉重之证；小青龙汤则主治表里皆寒而兼内饮之证；麻杏石甘汤则主治表寒里热挟有喘促之证；而对本证寒轻热重而阴虚挟湿者皆不合。再三审辨，选用越婢加术汤增液汤合剂。其方麻黄辛温发汗，石膏辛凉清热，麻石合用清解效力尤著；苍术辛燥祛湿，生姜辛散和胃，助麻黄以解表；大枣甘温调中，和协诸药；又虞麻、苍之辛燥伤液，佐玄、麦、生地之滋阴生津，转化其用。服药二帖，头身微汗出。虽外热得解，而脉呈洪大，舌紫腻化，湿又转热，口渴烦躁大增，火焰高张，颇有燎原之势。若稍延治，将出见神昏谵语之变证，亟当未雨绸缪，遏阻病机。乃随证处以人参白虎汤加竹叶、花粉、茅根、滑石大清气分之热，日夜进二大剂。次日脉现和缓，烦渴大减。舌尚紫红干燥，余热未尽，疏用竹叶石膏汤去半夏加蒌根、生地、滑石、茅根、芦根等滋阴清热润燥药。五剂热尽人安，舌转红润。仍服前药二剂，病大减退。最终进以和胃生津育阴之品，如大补阴丸加玄麦石斛及玄麦六味地黄汤与右归丸等轮服。同时增进营养，不一月而康强如初。

《5.阴虚发热》

姚妇，成友之室也。上月小产后，不慎风寒，随致恶寒头疼，口渴无汗，身热如燔炭，小便黄短。服寻常感冒药，不得汗，热益炽，烦渴不寐。自犹以为外邪未尽，煎服表散药，再以盆盛沸水，患者赤身坐其中，外围草席，上复以物，利用热气蒸发，果得大汗淋漓，但病仍不解，午后热增，肢倦神疲，卧莫能兴，人事虽清，而气短不能言矣。成君见状心慌，急足邀余，诊脉细数乏力，舌质紫红，干燥无苔，烦渴喜饮，壮热不退，其他如前状。成君曰："是否外邪未清，抑或内热炽盛，尚须汗之清之乎?"吾曰："尊室小产血亏，虽兼外感，不合峻发，只当滋阴祛邪以图缓解，而乃一再汗之不足，竟复蒸发大汗。盖汗即血也津也，夺血者无汗，夺汗者无血，故血愈亏则外热愈炽，津愈伤则口渴愈加；血不养心则舌燥而烦，已成阴分内虚阳热外发之象。是时护阴生津犹恐不及，尚可汗之清之以重戕之耶?即使汗之清之，亦难获愿。譬之无根之水而欲长留，无源之井而欲不涸，乌可得乎?当今唯一前提，宜宗古人"诸寒之而热者取之阴"及"壮水之主以制阳光"之法，注重养阴，不在清热，一旦阴津充沛，则不求汗而汗，热不求退而退，所谓治病必求其本也。徐灵胎有云："盖发汗有二法，湿邪则用辛燥之药，发汗即所以去湿；燥病则用滋阴之药，滋水即所以发汗。"按滋水即是滋阴，本证宜滋阴解热，职是故也。尊室证状虽危，犹可图治，遂宗前法运用玄麦六味地黄汤加味：

玄参一两　麦冬八钱　生地两半　山药六钱　山茱萸五钱　丹皮二钱　茯苓　泽泄各一钱　另洋参五钱蒸兑，日服二帖。

五日后证无损益，因思滋阴最难，水到则渠成，病未增即药之匪误，嘱再守服原方三日，前后服药十六帖。某夜热加微恶寒，烦躁不安，拥被呻吟而卧。成君认证情剧变，又飞舆迎往，视其面热如醉，脉虽细数而较前有神，别无异状。谓曰："此为邪正相争，将作战汗，汗出则解，否则殆。不必服药，静以待之，须预煎参麦汤防其变。"夜半果大汗出，热遂渐退，神疲赖言，但欲寐，而脉细停匀。知病向愈，即以参麦汤灌之，戒勿惊问。此后改进大定风珠去麻仁加当归、山药等大补阴液，调养半月，身健如初。

6. 阳虚感冒

朱君，中学教员。体羸弱，素有遗精病，又不自爱惜，喜酒多嗜好，复多斫丧。平日恶寒特甚，少劳即喘促气上，其阳气虚微肾元亏损也明甚。1947年冬赴席邻村，醉酒饱食，深夜始归，不免风寒侵袭。次日感觉不适，不恶寒，微热汗出，身胀，头隐痛。自煎服葱豉生姜汤，病未除，精神呈不振，口淡不思食，舆而来诊。切脉微细乏力，参之前证，则属阳虚感冒，极似

《伤寒论》太阳少阴两感证。其麻黄附子细辛汤、麻黄附子甘草汤两方，殊不宜阳虚有汗之本证。以麻黄宣发、细辛温窜，如再发汗则足以损其阴津，病转恶化，此所当忌。遂改用桂枝加芍药生姜人参新加汤，又增附子，并损益分量，期于恰合证情：

党参五钱　桂枝　芍药　甘草各三钱　生姜钱半　大枣五枚　附子三钱　嘱服三帖再论。

复诊，诸证悉已，食亦略思，精神尚属委顿，脉仍微弱。阳气未复，犹宜温补，处以附子汤加巴戟、枸杞、鹿胶、芦巴补肾诸品，调理善后。

《7. 热邪内闭》

黄翁冠三，自奉甚丰，有病辄喜温补，以为年老体衰，非此不可，医亦以此逢迎之。1947 年夏月患泄泻，腹鸣作痛，日十余行。自视为虚，蒸参汤代茶饮。医不审其证。徇（xún）其意，疏予理中汤，利益甚，更增赤石脂、禹余粮固涩之，利得止。此后胸腹胀满，呕不能食。易医，犹以为虚，给服香砂六君子汤，意在调气止呕健脾进食。讵知三剂后，目合欲睡，口不能言，不烦不渴，渐见昏厥。更医数辈皆寒者温之、虚者补之之意，进退十余日，病无增损，遂尔停药，日惟以参汤养之。由其内兄何君之介，百里迎治。患者僵卧如尸，面色枯黄，唇红燥，肢虽厥而气不短，目白珠有红丝，珠虽鲜动而神光朗然，舌苔老黄刺裂，两手脉若有若无，足脉三部按之现有力，腹部硬满，热气蒸手。问大小便？其妻曰："大便日下稀黄水，小便赤短，均甚臭秽。并谓其夫自某友留饮后，归即腹泻，泻止即病如斯。"因知该病先伤于酒食，则泻非虚泻。不为消导，反进温补，以致愈补则邪愈固，内热结聚，阳不外越，故肢厥而不温；胃热不降，逆而上冲，故神昏不语。证为热邪内闭，自非攻下清热不可。无如耽于酒色，肾阴亏损，兼之热久伤阴，不胜攻伐，攻之则有虚脱之虞，不攻则热无外出之路，证情若此，宜策出安全，乃仿古人黄龙汤遗意，以大承气汤加玄参、生地、麦冬，貌虽近增液承气汤而微有不同，此则调气宽胀之力为大。

玄参　生地各一两　麦冬五钱　大黄四钱　元明粉三钱（另冲）　枳实　厚朴各二钱　兼吞牛黄清心丸一颗，并蒸力参五钱备防不测。

当守服前药，不二时，患者腹鸣如鼓，旋泻数次，继复大汗出，突现虚脱象征。即将参汤灌下，同时温粉扑身，顷间汗止。午夜阳气回，厥止发热，四肢能自移，目能视而口不能言，此内邪已动而阳气外出之象，佳兆也。次晨，脉现细数，舌苔黄燥退，色呈紫绛，证似大减，但尚神昏不语，阴分极虚，一时难复。改处大定风珠大滋阴液，加犀角、石菖、莲心开窍清热，日服二剂，四日神清能言，可进稀粥少许。舌不绛，气短息微，肢倦乏力，因余热已清，专重养阴，只服大定风珠原方，不另加味，十日则起床行动。又随进杨氏还少丹（改汤）半月，并吞杞菊地黄丸，建凑全功。此病一误再误，能斡（wò）旋而安，亦云幸矣！

❀8.暑邪内闭❀

刘修齐远商零陵，闻母病，冒暑遄（chuán）归，则病已愈。但未几日，晚餐毕，修齐倏然神昏仆地，口噤不语，四肢厥冷。举家睹状惊惧，迎医多人救治，有谓少阴厥证，药宜温补；有谓痰闭气厥，法宜涤痰调气；有谓热邪固闭，治应清暑开窍。议论纷纭，莫衷一是，因之远道延余商决。吾视其人肢虽厥而头身甚热，呼吸气粗，目珠呈现红晕，脉轻按则无，重按则细数有力，唇紫红，舌苔黄燥，有时咳一二声，喉中无痰鸣。揆（kuí）思证非少阴寒厥，亦非痰闭气厥，乃如某君所云暑邪内闭之候也。内经"厥深热深"之说可为佐证。如因厥而视为痰闭，药用开提，为害尚浅；若视阴证而用温补，则抱薪救火，死不旋踵矣。现以清暑开窍为治，先用紫金锭磨浓汁，另益元散调开水兑服一大钟。约三时许，目开呻吟，尚难言语，再灌以前药二钟，日晡所神清能言，四肢厥回，身反发热，口渴引饮，脉现洪大，知其内闭已通，热向外发，正宜乘势清透之。药用人参白虎汤加瓜蒌、薄荷、青蒿、连翘、芦茅根等煎服，每日二剂，连服三日，内外热邪均退。再以竹叶石膏汤清余热，生津液，调理旬日即安。

❀9.大汗亡阳❀

谭长春，男，45岁。患疟疾，经治多日获愈。曾几何时，又突发热不休，但口不渴，喜拥被卧，神疲不欲动，此为病久正虚之证，治宜温补。无如医者不察脉证虚实，病情真假，只拘泥于翕翕发热而用麻桂妄汗之，遂致漏汗不止。身不厥而外热愈炽，惟踡卧恶寒，厚被自温，不欲露手足，声低息短，神衰色惨，证情严重，病家仓皇无计，由族兄某建议邀吾。至时，人已不能言，汗犹淋漓，诊脉数大无力，面赤，身壮热，舌白润无苔，不渴不呕，审系阴寒内盛阳气外格，属诸戴阳一证。治宜回阳抑阴，阳回则阴和，阴阳和则汗敛也。因思伤寒论中之通脉四逆汤及茯苓四逆汤，皆回阳刚剂，若以汗多亡阳而论，则通脉四逆又不如茯苓四逆汤回阳止汗之力大，遂用大剂茯苓四逆汤以图挽救。

茯苓八钱　生附六钱　干姜五钱　野参四钱（另蒸兑）炙草三钱　煎好，另加童便半杯冲服。

上方实系通脉四逆、茯苓四逆两方化裁而合用之。一日夜进药三帖，午夜发生烦躁，刹那即止，渐次热退汗停，按脉渐和有神。次晨口能言一二句，声音低微，气不相续，此时阳气虽回，气血犹虚，改进十全大补汤（桂枝易肉桂）温补气血。后又随加破故纸、益智仁、巴戟、杜仲等温养肾元，服药半月，病体全复。

10. 类 中 风

（一）

唐翁道彰，家素封，重享受，喜肥甘，多内欲，外表虽硕胖，而内实虚乏也。1946年冬以儿婚操劳，气血暗耗，肝火内炽，心烦不寐，又尝煎服参汤。昨因事赴城，经营未遂，黎明又徒步驰归，感受风露，已觉不适，煎服十全大补汤调养。不意夜餐未竟，自谓恶寒头疼，合衣即睡，次早时晏未兴，家人近视之，僵卧声鼾，身热燔灼，呼之不应，进入昏迷状态。一家惊惶失措，遣伻（bēng）迎治。抚身壮热无汗，切脉数而欠力，目光晶莹，舌绛干燥，踡卧默然，间有咳声。然以脉证分析，外感风寒而内闭热邪，何以知然？盖其人壮热无汗，踡卧时咳，乃太阳表证；兼之筹谋失意，肝气不舒，郁久而成热，且数进补剂，致使外邪内热，锢闭其中，无从发越，转而合流横逆，上扰心主，故舌绛干燥，神昏不语。其证有类于中风而实非中风。若言治法，一宜解表以疏肌腠，一宜开窍以清内火。表解则血脉畅，火清则神志明，双管齐下，始易奏功。当处以古今录验续命汤，方中麻桂解肌透汗，川芎通络活血，参草补中益气，杏仁降气化痰，石膏大清胃热，去干姜之辛热，加香附之调气，水煎顿服。三时许微汗出，揭被展肢，目启不能言，神识犹不清，时以手捺其头，知其头尚痛也。日晡药再进，夜半汗稍多，热退大半，再前方减半服之。

　　复诊：脉见浮缓无力，热已退尽，舌干不渴，曾大便一次，小便黄甚。此时外邪已解，内热未清，更宜肃清余邪，用四逆散加玄参、生地、蒺藜、栀仁之类，清热滋阴，调肝疏气。日服二帖，三日后，头已不晕，脉略有力，起立行动能自如，舌转白润，口知味，能食饭半小碗，精神尚不佳，身极疲倦，宜服滋阴和胃益气诸药，如玄参、熟地、麦冬、石斛、枸杞、首乌、橘皮、砂仁之属，进退调理匝月，神采焕发，肌肉丰腴，较昔为健。

（二）

吾友刘汉芳之戚金翁，倏尔中风，伴而往视。翁性喜酒嗜内，身体肥胖。日昨酒后卒中仆地，不省人事，移之床，僵卧如尸，已两日矣。其面热如醉状，身有微热，视其目神光莹然，舌苔黄燥，脉沉而弦数，腹胀满如鼓，重按之，病者额露皱容，似有痛征。问二便，侍者曰："小便黄短，大便三日未行。"余正沉思间。汉芳君曰："据证判断，乃阳明燥结热传心包之候。忆洄溪医案中风门有此类似证象，用祛风至宝丹而起，似可仿而行之。"吾笑相谓曰："君不行医而能知医，言中病机，吾当师徐氏遗法而变通其方，拟三化汤加牛膝、石菖、赤芍，配清心牛黄丸一颗，以达成解表清心开窍通府之目的。"头二煎接进，约四时许，腹雷鸣，大便遍床，口作呻吟，问之不应，腹犹如鼓。其地道虽通，而胃热未尽。当晚原方再进，昧爽又腹泻一次，腹始松软可按，目能自启，舌苔黄燥减薄，口欲言而不能言，脉犹微弦而数。汉芳君又曰："胃热轻减，证象好转，但宜舍下而治上，张锡纯氏之建瓴（líng）汤与证符合。"余曰："治当如是。"该方为镇敛清降之品，热降则脑清，脑清则神明，服之当效。依据张氏原方分量与服。二剂果然识人能言，舌转和润，口知味，能进稀粥少许，尿长而黄，乃热气下降之征。再于前方加减：

生地八钱　赭石　山药　旱莲草各四钱　地龙一钱
知母　茵陈各三钱　牛膝六钱

再五剂，脉趋和缓，能起床行动。改方五味异功散加首乌、山药、女贞、当归、芍药、内金之类，调气和胃益阴。服食月余，体渐健好，未再服药，嘱以饮食调养。然因珍摄有方，历十余年而以它病故，享寿七十有五。

《11. 中风瘫痪》

曹君，县之富商也。嗜酒耽色，膏粱自奉，然以经营称意，豪放日加，而精气以此暗耗焉。近以鹡鸰（jí líng）迭丧，营业一再败北，日夜筹思振作，无如颓势已成，一蹶难起，因是神思大伤，郁抑于心，日借酒以自遣。1948年初春某夜赴友宴会，席未终，欻（hū）然晕仆，神昏不语，身体强直。多经急救，至明始苏。嗣即半身不遂，偃卧在床，神呆流涎，言语謇涩，大异往昔之精明气象矣。诸医以其夙昔酒色是务，商业劳心，属诸气血虚损，日进温补之剂不效。又经西药注射诸法亦不效，遂此停治。数月后虽渐有恢复，能坐能食，而言涩身瘫流涎神呆诸象则如故。近由其家人伴来零陵中医院医治。诊脉弦滑，舌白腻，头部青筋暴露，常需人按捺，胸胃间抚按有膨满状，溲黄便结，其他诸证存在。查其人先伤于酒色，后则劳心忧思于营业，由于水亏不能养肝，肝旺则气益逆；血虚不能营筋，风动

13

而血上冲，故中风之证成，瘫痪即中风之后遗证也。按之古人文献多有阐述，如《素问·疏五过论》："始富后贫，虽不伤邪，皮焦筋屈，痿躄为挛。"又《通评虚实论》："仆击偏枯，……肥贵人，则膏粱之疾也。"《灵枢·刺节真邪篇》："虚邪偏容于身半，其入深，内居荣卫，荣卫稍衰，则真气虚，邪气独留，发为偏枯。"《金匮·中风历节篇》有云："夫风之为病，当半身不遂，……中风使然。"后贤对此亦有精切之论说，李东垣谓："凡人年逾四旬气衰之际，或忧喜忿怒其气者，多有此疾。"张三锡云："中年肥盛富贵酒肉辈，头时眩晕，手足作麻，久久不治，必成偏枯。"诸节论述本病皆由情志忧伤、酒色厚味而起，曹病亦不渝此由。虽其人病久气虚，血凝经络，但胸胃满胀，痰涎壅塞，当先涤其痰涎以治其标，再则益气通络以治其本，后则和其气与培补脾肾以作善后处理。现衡量证情，拟予回春瓜蒌枳实汤（当归、茯苓、瓜蒌、桔梗、陈皮、黄芩、贝母、木香、甘草、栀子、砂仁、枳实、生姜、竹茹），除去苦寒之栀、芩，加祛风之天麻、钩藤，连服四剂。涎唾减少，胸胃宽舒，神识视前清明，而头疼身瘫则若前。改疏王清任补阳还五汤：

生芪四两　归尾二钱　赤芍钱半　地龙一钱　川芎　桃仁　红花各一钱　煎冲猴枣散、竹沥。

通调气血，清涤痰涎。服至十帖，手足活动，身能转侧起坐。又三十余帖，人事始清，身亦健旺，可以起床沿行，独步则感歪斜不稳。改服归芍六君子汤，吞送六味地黄丸，历时兼旬，言语复原，步履不须扶持。后

进十全大补汤加狗脊、加皮、枸杞、菟丝饼之类，调理
两月，言动完全自如，欣然归去。是时仍可从事经营，
卒以不慎起居，劳忧过度，又于次年再度中风不醒
而逝。

12. 血 厥

严妇张氏，年四十许，体素不健，生育多，不时发
病。月前卒倒，移时始苏。今晨餐后，正操作中，又晕
仆，无何亦醒，其夫始为之治。先有同屋医某诊为痫
病，方书竹茹温胆汤。夫业药，疑而未决，延吾会诊。
切脉问证，乃曰："此非痫证，系血厥也。痫证当口吐
涎沫，脉多弦滑。今病则否，不吐涎而脉微肢厥，面色
㿠白，以此为别。本病属心气虚，营血弱，经脉敷荣失
调，阴阳不相顺接，故而为厥。一俟气过血还，阴阳复
通，乃即平复。"内经云："上虚则脑鸣眩仆。"此亦阐
明血虚而厥之理。关于血厥，许叔微本事方早经论述，
且具方治。患者体弱血虚，凭脉论证，属于血厥无疑。
竟书给成方白薇汤：

白薇三钱　当归八钱　党参五钱　甘草三钱
并曰：依服十帖当不复发。后果如所言。

13. 肝阳头痛

屠人朱某，体雄健，好使气，凡事胜则喜，不胜则
怒不可遏，捶胸拍桌，迁怒于妻儿以泄愤，气消则自如

15

也。1942年春邻居宦绅某筑室占其园地，愤而兴讼，不得直归，使酒谩骂，夜以继日。坐是肝火横逆，头热如烘，痛如刀劈，不可少抚摩；虽痛楚若斯，詈犹未已，其个性倔强如此。盖痛至不可耐，始嘱妻延治。诊得脉弦数有力，证则头痛震烈，经脉抽掣，面赤目红，烦躁呼号，口苦胸满，渴喜冷饮，小便赤疼且短诸象。审是肝阳上亢，火气窜升。古人谓五脏以肝火为最横，观此信然。治当泻火凉血散结，用龙胆泻肝汤加减：

龙胆草　柴胡各二钱　车前四钱　栀仁　黄芩　归尾各三钱　生地八钱　牛膝六钱　代赭石（研）一两　石膏二两

另用铁落煎水烹药。一日两大剂，早晚开水吞送当归龙荟丸各三钱，以增疗效。

次日烦渴大减，小便热疼如针，乃肝火下行之征。头痛虽稍减而热象仍重，原方又服三日，脉之弦象稍杀，诸证略平。再宗前方加减：

胆草一钱　生地五钱　牛膝四钱　前仁　栀子　黄芩赤芍　桃仁　菊花各三钱　当归龙荟丸每次减吞一钱半。

始得大便由硬转稀，口苦烦渴减。前方嘱服至痛止人安乃停，不必更方，后得痊愈。

14. 瘀血头痛

黄起山，男，45岁。先患太阳头痛，渐至全部头疼。凡祛风散寒温补之剂，无不尝试，历医十余人，经时五六岁，病仍依然，遂置不问。近来上午头觉隐隐微痛，午后则痛如锥如刺，经脉突起，热敷可少安，然无如之何。是月其儿病痢，亦以久医未效，由其戚来相邀治。乃血虚发热挟寒下痢，吾以当归四逆汤二剂治愈。彼惊为奇，因而以病求治。诊脉弦涩，而证状则如昔。本病午后痛剧，晚尤剧，热敷略减，是血虚挟瘀之证。盖头为诸阳之会，贼风久客，瘀塞经隧，与气相搏，遏而为痛，即古人病久入络之义。所以前投温补凉泻之药，皆非所宜，而祛陈寒疏经络实为要着。初用金匮桂苓丸以治之，数剂亦不效。乃思及王清任善于治血者，方多奇中，因改用通窍活血汤：

川芎钱半　桃仁　红花各二钱　赤芍三钱　老葱六根生姜三片　大枣三枚　麝香五厘（后冲）　加归尾　牛膝各三钱

连服三剂，头痛顿减，是瘀血化行，已著微效。前方赓进二剂，痛遂全止。如是知风邪之首犯头经，若不及时宣发，则经络瘀闭，又非疏解温通所能已，故今以祛瘀疏络获效。然病无定型，治当随证而变，若拘拘一格，陋矣！

15. 痰厥头痛

刘翁镜人，年古稀，体矍铄，有卢同癖，时吐清涎，每届天候转变，遂发头痛，而以巅顶为烈，服温药则愈。近因家务烦劳，头痛较增，咳剧涎多，不热不渴，畏寒特甚，杂服诸药罔效。昨来迎诊，切脉细滑，舌润无苔，口淡乏味，证同上述。若从其头痛吐涎畏寒等象观测，由于阳气不振，浊阴引动肝气上逆之所致。

正如《伤寒论》所谓："干呕吐涎沫头痛者，吴茱萸汤主之。"且其年高体胖，嗜茶增湿，胃寒失化，水泛成痰，外表虽健，而内则虚寒痰凝也。治以吴茱萸汤温中补虚，降逆行痰，颇为证情适合。

　　党参八钱　　吴茱萸二钱　　生姜五钱　　大枣五枚

　　连进三帖，头痛吐涎渐减，而小便清长，较昔为多，此缘阴寒下降，阳气上升，中焦得运，决渎复常耳。药既见效，原方再进四帖，诸证尽失。改用六君子汤加干姜、砂仁温脾益气，善后调理。

16．阳虚头痛

　　有彭君以文者，患头痛五年矣。凡疏散补泻之药，尝之殆遍，均鲜疗效。迄今头隐作痛，乍止乍作，恒畏寒，喜戴帽，或厚带缠结，略觉宽解一时。不过人日清瘦，而饮食如常，未尝急治。上月其邻人妻产后蓐热，迓余往治，数日获愈。彭君因而恳治，留其家半月，病竟痊。其脉细数无力，两尺尤虚，头痛喜热敷；肢寒身冷，舌白润无苔，尿清长，大便溏薄。脉证参合，乃系阴寒之气逆冲脑海，而无阳气以守之，故阴盛阳衰，证见虚寒，成为阳虚头痛。惟阳虚头痛较之真头痛为轻，其来势也缓，或由病久虚致，或由攻伐太过逐渐形成。若真头痛则不然，其来势暴，头脑尽痛，手足寒至节。两证虽有彼轻此重攸分，而治法则皆以抑阴扶阳为主，不过用药尚有等差耳。本证不特阳虚而脾土亦弱，拟用：

黄耆六钱　白术四钱　乌附三钱　肉桂二钱　细辛一钱

四剂病未衰，惟痛时较昔减短，畏寒则如故。揆思证属虚寒，理应温补而效，其不效者，或通阳药中参有补剂，反掣其肘而不能发挥回阳威力，则不如专力侧重扶阳之为愈。因改拟白通汤，重用生附以启下焦之阳，倍干姜大温中焦之气，葱白引阳气上通于脑以驱阴寒，浊降清升，病当自愈。其服药后，即觉一缕热气由下而上，达心胸则扩然开朗，通头脑则痛止神清，药效之神验若是，非臆所及。连进三帖，五年沉疴顿即霍然。后用温阳益肾药进退调复。

《17. 阴虚头痛》

李大喜，男，年二十余。禀赋弱，又早婚，以年如许，居然子女成群，其不节欲而阴亏精损也可知矣。前日因事曦明外出，感伤风露，旋发寒热，头晕而痛，食少身倦。秦医不辨其体质之虚，治以感冒药，寒罢而热转甚，头益痛，不能起行，舌燥口干，腰痠膝软，小便黄短。又认为阳明经热，进人参白虎汤以清之，病情转趋恶化。病家邀谢君志成会商，谢君详审证情，叙案如后："患者脉细数而两尺微弱，身虽热而不剧，并非濈濈（jí）然蒸蒸然也；口虽干而不渴，又非烦渴饮冷也；头之痛又不似风寒头痛之如劈如锥，亦不若风火头痛之如蒸如烘，面赤目眵也。详查脉证，由其人肾阴素亏，精水不足，故风露侵袭，发热不剧，头痛且晕，腰膝痠疼，证情有类外感，实则内伤重而外证轻，只宜滋阴剂中微辅清热，处方六味地黄汤（用生地）加玄参、麦冬、菊花、蒺藜、薄荷、荆芥之属，如此则外邪可疏，而内热可清，阴亏可复，似为计之得者，不识有当高明否？"秦医阅而善之，力促服食。但病家疑信未决，就商于余，详道病情经过，并出方案相际。其案明辨证情，分析病理，皆能适中机宜。谓曰："理是而方良，且宜多进。"来人欣然归去，依服十帖，病即逐减，已愈大半。旋又以善后来议，乃据滋阴原意，改处天王补心丹（改汤），兼吞杞菊地黄丸，半月全愈。吾因之有所感矣！谢君学养功深，论病精切，固属难能可贵，尤其秦医误治于前，而能倾心服善于后，品识尤堪钦佩。吾虽未亲临其证，但前后间接参替末议，洞悉源流，特书而出之，借为会诊偏执己见，竟能逞辩，以病人为孤注者之警铎。

20

﴾18. 风湿热痹﴿

农人汤瑞生，年四十。夙患风湿关节病，每届严冬辄发，今冬重伤风寒，复发尤剧。证见发热恶寒，无汗咳嗽，下肢沉重疼痛，腓肌不时抽掣，日晡增剧，卧床不能起，舌苔白厚而燥，经所谓"风寒湿杂至合而为痹"之证。但自病情观察，则以风湿之成分居多，且内郁既久，渐有化热趋向，而不应以严冬视为寒重也。法当解表宣肺，清热利湿，舒筋活络，以遏止转化之势。窃思金匮之麻黄加术汤，原为寒湿表实证而设，意在辛燥发散，颇与本证风湿而兼热者不合。又不若用麻黄杏仁薏苡甘草汤为对证，再加苍术、黄柏、忍冬藤、木通以清热燥湿疏络则比较清和，且效力大而更全面矣。上方服三帖，汗出热清痛减。再于原方去麻黄加牛膝、丹参、络石藤之属，并加重其剂量，专力祛湿通络。日服二帖，三日痛全止，能起床行动，食增神旺。继进行血益气药，一月遂得平复。

《 19. 风寒湿痹 》

康翁德生，经商外地，善于理财，凡利所在，不问寒暑，冒风露以行，是以所积日富。1946年冬往商零陵，中途突发风湿关节病，不利于行，折归，询治于余。翁身沉重，手足拘急，关节痛处微肿，走注疼痛，如虎啮，如针刺，夜间增剧，刻不可忍，有时发寒热，但无汗，脉沉紧，舌苔白润，气短难续。此即《内经》所云"风寒湿痹"之候。稽诸古人叙述痹证最详者，莫如秦景明氏。其谓："风痹之证，走注疼痛，上下走注，名曰行痹；寒痹之证，疼痛苦楚，手足拘紧，得热稍减，得冷愈甚，名曰痛痹；湿痹之证，或一处麻木不仁，或四肢不举，……拘挛作痛，踡缩难伸。"又《金匮》更详叙其方证："诸肢节疼痛，身体尪羸，脚肿如脱，头眩短气，温温欲吐，桂枝芍药知母汤主之。"按翁病虽与秦说三证相符，而尤切金匮之所说，自以桂枝芍药知母汤为适应。但其夜痛加剧，则又兼及血分，宜前汤与张锡纯氏活络效灵丹配用，庶能统治诸候而免偏颇。且风湿蕴积日久，寒邪深入筋骨，等闲小剂，殊难胜疏筋活络逐寒祛湿之重任，故大剂猛攻以作犁庭捣穴之计，始可一鼓而奏肤功。

桂枝　芍药各两半　麻黄六钱　乌附八钱　知母四钱　防风　当归　丹参各一两　乳香　没药各五钱　苍白术各六钱　每日一剂，酒水各半煎，分早中晚三次服。

夜间汗出遍身，痛楚略减。又续进五剂，兼吞小活络丹，每次钱半。夜间均有微汗，痛逐减轻，脉见缓和，手足能屈伸，关节肿消，尚不能起床。然以其人思虑多，气血虚，乃师前人攻衰其半之旨，改拟攻补兼施之三痹汤，并加防己、蚕砂、海风藤、银花藤等疏络活血药，一日二剂，时历兼旬，遂得步履如常。再用十全大补汤加龟、鹿、虎三胶焦服，逐次复元。因其营养有加，调摄咸宜，数年未发，且无他病云。

20. 督脉背痛

刘道生，患背冷如冰，脊骨不可按摩，虽衣重裘不暖，四时皆然，而饮食工作则如故。医有作风寒治者，有作肾虚治者，甚至作痰饮治者，且曾用针灸治疗数月，均不效，历有年矣。今冬彼来城视兄，其兄道衡与余友善，邀为诊治，详述致病经过。诊其脉沉而细微，背冷脊疼如昔。盖背为督脉所行，《素问·骨空论》云："督脉生病，治督脉，治在骨上。"《伤寒论·少阴篇》亦云："少阴病得之一二日，口中和，其背恶寒者，当灸之，附子汤主之。"又曰："少阴病，身体痛，手足寒，骨节痛，脉沉者，附子汤主之。"此属阳虚湿重之方证，恰与本病相符，即书原方与服：

附子五钱　芍药三钱　白术三钱　党参四钱　茯苓三钱

四剂病未改善，沉思是证是药，当属不谬，其所以疗效不高者，药力之未足欤？又嘱再服四剂，每次加吞金液丹一钱，一日两次，仍未减轻，乃于原方加鹿胶三钱、破故纸、枸杞、狗脊、千年健各四钱。外用紫金桂附膏（中药店有售）溶化于方形布块成一圆圈，中置白砒细末一钱，烘热贴背心冷处。又服药三剂，寒疼均减。惟贴处起粟形作痒，知为胶药砒末之力居多，不再服药，专用膏药贴如前法，五日一换，半月证状消失，欣然还乡。

21. 痰饮臂痛

刘君健民，年五旬余，身短体胖，嗜酒，膏粱自奉，每病必咳嗽吐痰，习为常也。近日感风寒，头身痛，咳尤剧，服表散药，诸证俱罢。惟右臂时疼，屈伸不灵，自认风寒余邪未尽，医亦以为然，举凡蠲痹汤、祛风胜湿汤等遍服不应。易医则谓血虚不能荣筋，宗治风先治血，血行风自灭之意，递服当归补血汤、十全大补汤、独活寄生汤之类，略配风药，数进亦不效。昨偕吾友甘君来治，切脉问证，得其大概，感觉前治之非。夫人但知风血之能致病，而不知痰之病变犹奇。况其脉不紧弦而沉滑，又嗜酒好肥甘，内湿必多，尤为生痰之源。每病咳痰，已成痰体，今臂痛之不咳不痰，其痛非血非风明矣。《证治汇补》云："四肢痿痹，屈伸不利，风湿痰也。"臂痛即痹之渐，虽兼风湿而不离诸痰。本证虽为痰致而尚未深，治宜加以鉴别，其胸中不疼不胀，不宜控涎、十枣之重剂；饮食如故，则脾胃未伤，亦不适培土益气之理中、六君；而臂痛未久，痰渍经隧，考诸古人指迷茯苓丸之适应证治，实为本病之天然设置。方中半夏燥痰，茯苓渗利，枳壳行气，化硝软坚，又恐药力过缓，复增桂枝、姜黄之引经，南星涤痰，广香调气，因痰借气行，气行则痰化，组合尚称周到。服二帖转增咳嗽吐痰，病者惧而来告。吾曰："咳则肺窍开，痰吐则经络通，是佳兆也。何用惧为！"嘱依前方再服。又四帖，不咳而痰减，手臂渐次不痛，可以屈伸自如，改用归芍六君子汤以治其本，而作善后之图。

22. 痰饮胸痛

（一）

罗妇冬英，原有胸痛宿疾，一年数发，发则呼号不绝，惨不忍闻。今秋发尤剧，几不欲生。医作胸痹治，投瓜蒌薤白枳实厚朴半夏汤及木防己汤多剂皆不效。因迎余治，按脉弦滑，胸胃走痛，手不可近，吐后则稍减，已而复作，口不渴，小便少。但痛止则能食，肠胃殊无病。证似大陷胸而实非，乃系痰饮之属，前药不效，或病重药轻之故软？其脉弦滑，按与《金匮》痰饮篇中偏弦及细滑之言合，明是水饮结胸作痛，十枣汤为其的对之方，不可畏而不用。竟书：

甘遂　大戟　芫花各五分　研末，用大枣十枚煎汤一次冲服。

无何，肠鸣下迫，大泻数次，尽属痰水，痛遂止，续以六君子汤调理。

（二）

刘翁茂名，年近古稀，酷嗜酒，体肥胖，精神奕奕，以为期颐之寿可至。讵意其长子在1946年秋因经商折阅，忧郁以死，家境日转恶化，胸襟以而不舒，发生咳嗽，每晨须吐痰数口，膈上始宽，但仍嗜酒，借资排遣。日昨饮于邻居，以酒过量而大吐，遂病；胸膈痞痛，时吐涎沫。医用涤痰汤有时少安，旋又复作，渐至面色黧黑，喘满不宁，形体日瘠，神困饮少，犹能饮，因循数月，始觉不支，饬（chì）价邀治。翁于吾为近戚，义不可却，买舟同往，至则鱼更三跃矣。翁见欷歔（xīxū）泣下，娓娓谈往事不休。诊脉沉弦无力，自言膈间胀痛，吐痰略松，已数日未饮酒，食亦不思，夜间口干燥，心烦难寐，如之何而可？吾再三审视，按其心下似痛非痛，随有痰涎吐出；再从其脉沉弦与胸胀痛而论，实为痰饮弥漫胸胃之间而作痛。又从病理分析，其人嗜酒则湿多，湿停于胃而不化，水冲于肺则发喘，阴不降则阳不升，水势泛滥故面黧，湿以久郁而化热，津不输布故口渴。统而言之，乃脾湿不运，上郁于肺所致。若言治理，如用小陷胸汤清热化痰，则鲜健脾利水之功；如用苓桂术甘汤温阳燥湿，则乏清热之力；欲求其化痰利水清热诸作用俱备，莫若《金匮》之木防己汤。方中防己转运胸中之水以下行，喘气可平；湿久热郁，则有石膏以清之；又恐胃气之伤、阳气之弱，故配人参益气，桂枝温阳，以补救石膏、防己之偏寒而助成其用，乃一攻补兼施之良法，极切合于本证者。方是：

防己　党参各四钱　石膏六钱　桂枝二钱　另加茯苓五钱

增强燥脾利水功能而大其效。三剂喘平，夜能成寐，舌现和润，胸膈略舒，痰吐亦少，尚不思食。复于前方中去石膏增佛手、砂仁、内金调气开胃。又四剂各证递减，食亦知味，精神转佳，惟膈间略有不适而已。吾以事不能久留，书给外台茯苓饮调理而归。然病愈至斯，嗣后谅无变化，定可逐步而安。

<h2>（三）</h2>

26

禅者静圆病感冒，自服人参败毒散得解。嗣觉胸膈满胀，间有痰吐，以为痰气壅积，欲廓而清之，研服白矾末八分，得少吐，更倍量进之，随见胸中剧痛，无少间，不可按摩，并大吐痰水不休，一日两夜，约计二盆许。服温中止呕药，俱不效，但吐后得稍快，已而又作，惨痛呼号，莫可名状。遂迎吾往诊。观其身体虚弱，面白无泽，舌白润，切脉微细，右关尤虚，呕痛仍未少停。由此观察，因其脾素不健，痰水失化，潴留其中，而肌肉少津液濡润，故羸瘦干涩，而内饮猝被吐所引发，泛滥奔腾，挟排山倒海之势，上冲涌吐，因吐则伤其中焦之气，有升无降，扰窜胸膈，故剧痛不止。盖其本在脾虚不能化水，水不化则助脾之湿，脾为湿土，所恶者水，所喜者火，水盛则火衰；无火则土为寒土，水不能燥，而且有凝冻之忧；即有微火，仅可化水而不能化津，但能变痰而不变液，且火既衰微，则清阳沉沦，浊阴弥漫，故痰水泛逆而无所制，上吐而不下行也。本证痛吐为标，痰水为本，治不必住痛止吐，必须利水清痰而燥脾之气。而脾中无火，虽脾土之衰，由于肾火之弱，又必须补火之旺，而土自燥，土燥而水湿自除，痰饮不生，安有吐痛之患乎？拟方：

白术五钱　茯苓八钱　肉桂钱半　党参五钱　破故　山药　芡实各三钱　半夏二钱　砂仁一钱　生姜四钱

意在健脾益肾以固其本。先用沉香五分，砂仁二钱，肉桂一钱，研末，开水冲服，暂止其痛，再服前方，三日病减，一周病全已。再以香砂六君子汤加破故纸、益智、巴戟等调养善后。

《23. 悬 饮 胸 痛》

刘君一，中医也。患胸膈胀满，气促喘急，面微浮肿，自服宽胸调气药不效。转请西医诊治，经诊断为胸腔积液，胸腔积水甚多，曾抽水数百西西，暂获轻松，但不久又如原状。自觉疗效不高，来我所详述病程，要求研治，按脉弦滑，胸脘胀痛，喘急不安。既经西医诊为胸水，亦即中医之悬饮内痛，病名虽殊，其理则同。此为中阳不振，水不运化，结聚胸膈，因而胀痛，及呼吸转侧，均觉困难。在治疗上，唯当峻攻其水，十枣汤、大陷胸丸，皆为本证方剂，但大陷胸汤适合胸水及肠胃积热而大便不利者。本病仅为水饮结胸肠无积热，则以十枣汤为宜：

甘遂_{八分} 大戟 芫花_{各一钱} 研末，另大枣十枚煎汤送下，分二次冲服。

服竟，峻下四五次，连服二日，胸不胀满，气亦不喘，此由胸腔积水已经逐荡而从大便去也。后以外台茯苓饮健脾利水，续服半月，遂告无恙。

24. 胸胁胀痛

刘妇新连，性躁善怒，凡事不如意，即情绪索然，抑郁于心，因之肝气不舒，常见胸胁胀痛噫气不休之证，但服芳香调气药即愈。今秋天候异常，应凉而反热，俨然炎夏，所谓当去不去，非时之候也。妇感时气，前病复作，胸胁益疼，心下痞硬欲呕。医用前药治之不效，邀往会诊。切脉弦数，口苦，舌干燥，胸胃痞胀，尿黄便结。审为肝燥胃热，有类于大柴胡汤证，由于天候失常，燥热为患，凡前芳香燥药，已非所宜，当随证情之异，应用解郁疏肝清热调胃法。处以大柴胡汤加香附、青皮、郁金、栀仁诸品煎服，顿觉心胸朗爽，须臾大便数行，呕痛顿失。故医者贵察天时之变，审证之宜，方随证变，药以时施，拘囿成规，又乌乎可。古谓医者意也，即圆通权变之谓，临床者共审诸。

25. 胸　痹

刘大昌，年四旬许，某店店员也。每日持筹握算，晷无寸闲。如俯伏时久，则胸极感不舒，寖至微咳吐痰，尚无若何异象。近以年关猬务丛集，收欠付欠，尤多焦劳。初觉胸膈满胀，嗳气时作，继则喘咳痰唾，夜不安眠，甚而胸背牵引作痛，服调气化痰药不效，乃走治于余。诊脉弦滑，舌苔白腻，不渴，喘咳，胸背彻痛不休，并无恶寒肢厥景象。此固金匮之胸痹证，非调气化痰之所能治也。盖胸痹一证，因缘阳气不振，阴寒乘之，浊痰上泛，弥漫胸膈，气机阻滞，上下失调，故前后攻冲，胸背剧痛。如属阴寒剧盛，胸痛彻背，背痛彻心者，则宜辛温大热之乌头赤石脂丸以逐寒邪；如内寒不盛而兼虚者，则当相其轻重分用人参汤或大建中汤以为温补；本证则阳未虚甚而寒亦不盛，既不合前者椒附之大温，亦不宜后者姜参之温补，仅应温阳祛痰，舒展中气，运用栝蒌薤白半夏枳实桂枝汤调理，可谓方证切合，自当效如桴鼓，三剂可愈。数日病者来告，服药效验如神，果如所期。

26. 心下痞痛

泥工陈天保，前以工毕夜归，途中大雨滂沱，衣履尽湿，到家易衣即寝。次日微感不适，然以食齿之繁，殊不欲以是而惮劳也，仍勤于工。未几日，突而发热身痛，胸闷咳嗽，口干不渴，二便如常。医用人参败毒散治之，二剂，身痛咳嗽得稍已，旋又寒热往来，心下胀闷，再改柴胡桂枝汤与之，数投病仍不解。患者由兄伴来就诊，切脉弦滑而细。询之，彼谓："口苦咽干，胸胁痞满，往来寒热，心烦不思食。"吾思此少阳证也，服小柴胡不效，当另有故。试以手按其心下，则觉痛甚，证之脉滑，又属有痰，此非柴胡桂枝汤证，乃一柴胡小陷胸汤之合病也。《伤寒论》有云："心下痞，按之痛者，小陷胸汤主之。"参合前说，更可确定无疑。因书柴陷汤服之。

柴胡七钱　半夏三钱　黄芩　党参各二钱　甘草一钱
蒌实五钱　黄连八分

并谓三帖可愈，不必易方。逾数日，复来云："药后病如失，果如先生言，现惟口乏味身委顿而已。"按脉和平，属于病后虚弱，疏予归芪异功散加神曲、山药，益气血，补脾胃，以培元气。

27. 血虚挟痰

邻妇杨贵妹，家贫，体胖，劳于操作。感寒辄咳，夜间增剧，日久失治，身体日见清瘦。近又新产，不惟少休息，营养缺，且杂诸儿辈粗粝度日，因是面浮肿，午后潮热，不烦不渴，面唇无华，畏冷，常厚被自温。经医诊为久咳脾虚，服六君子汤；虽认血虚发热，进圣愈汤，病无进退，历时三阅月矣。现以病增迎诊，脉细数无力而兼滑象，舌胖白润，面浮，不烦渴，潮热如故，天明始退，日吐清涎碗许，饮食无味，尿清便和。窃思本病起于操劳，增之产后，一则肺虚痰滞，清肃之令不行，因之咳嗽多痰；一则产后血亏，劳倦伤脾，脏腑失精微之奉，经脉缺血液之濡，因而潮热；以非实热，故不渴不烦也。前医之治，补血而不祛痰，或祛痰而不补血，偏胜失宜，故而寡效。盖治痰而不补血，脾燥则肝阴益伤而血加燥，热必不退；补血而不治痰，则脾阳不振而湿增痰盛，咳必更剧，故痰盛血亏之证，兼治为宜。《内科秘要》之联珠饮，方中四物滋血，血补则热退；苓桂术甘汤燥脾祛痰，痰去则咳止，既不滋湿，又不伤燥，极为切合病机。方是：

熟地八钱　川芎二钱　当归五钱　酒芍三钱　茯苓六钱
桂枝钱半　白术四钱　炙草二钱

初服二剂，热减痰少，面浮肿未消，脉则略起有力，精神微振，饮食渐进，知药已中的，嘱再服原方四剂，并饮食营养，热已退尽，痰亦不多，浮肿消退。又六剂，诸证悉已，后用归芍六君子汤、圣愈汤轮服竟愈。

28. 肾虚气喘

黄公湘云，七旬有六。家富有，多子孙。体肥而康，善啖健步，少壮所不及。近年家遭不造，长次子相继云亡，大小孙又夭殇三四，未免襟怀悒郁，尝强酒自宽，以遣愁绪，由此而暗损元气，形体渐衰，咳嗽吐痰。1942年冬某夜猝发剧病，为势甚迫，家人见而惊俱，星夜迎诊。视其气涌上喘，痰声漉漉，息短声低，面色惨淡，倚枕不敢动，动则气高喘甚，汗出，下肢厥冷如冰，切脉细微。证为浊阴泛于上，真阳衰于下，乃上盛下虚之危候，固当以降浊扶阳为治。若祛痰顺气以治上，则足以伤正而损阳；若温阳补以治下，则有痰结闭脱之可虞；是宜标本两者而兼顾之，但重在本而轻在标也。拟用三子养亲汤，开上焦之痰气，并用人参以扶正，黑锡丹敛下焦之真阳，所谓两利之道，法甚周全。

苏子　莱菔子各三钱　芥子二钱　人参四钱（蒸兑）冲生姜汁半匙，吞黑锡丹，每次三钱。

当晚连服二帖，黎明痰降厥回，即可俯仰或稍得卧，神困不欲语，仍时咳喘，改进六君子汤加附子、苏子，兼吞肾气丸，大补脾肾。药服旬日，精神爽健，气平不喘，可卧可行，虽无昔日之健，而证状则已大减。复制嵩崖脾胃丸早晚淡盐水送服各五钱，不另服汤剂，日以美食自调。儿孙又能彬彬有礼，孝养甚周，故健复迅速。后十年以中风猝然而归道山。

29. 虚寒气喘

张仁华，男，48岁。自幼有咳痰痼疾，每值隆冬辄发，困苦异常。今冬感寒增剧，咳嗽喘急，短气痞闷，腹下动悸，气恒自少腹上冲心，倚息不得卧。医认为脾肺虚寒，气不固摄，疏桂苓甘味姜辛汤，温肺降逆，服五剂无变化。又更苓桂术甘汤加苏子、干姜，温脾利水，降气温中，仍无进展。因时经月余，身体日虚，大有难于支持之势，改延余治。其人清瘦，脉细微，手足清冷，咳喘不卧，痰多气促，声低息短，能坐不能起，起则振振欲擗地，气时上冲，幸神志清明，能食粥半盂，胃气尚在，病虽险恶犹可无虑。按其证乃脾、肺、肾三经皆虚，盖肺虚则痰不易化，脾虚则湿不能运，肾虚则气逆而不能藏，是喘咳短气之成因。前医用苓桂诸汤，皆从脾、肺二脏着眼，惟于肾脏尚欠顾及，且药轻病重，效故不著。因用真武汤温阳镇水，加姜、辛、味暖肺敛气，加枸杞、益智、破故纸补养肾元，许以十剂可愈，讵知病不少减。寻思前方由于脾肺之药为多，温肾之药稍少，况古人有久病及肾与标在肺本在肾之说，虽肺为贮痰之器，脾为生痰之源，而肾司蒸化，实居于首要地位。乃将真武汤加重分量：

茯苓八钱　白术五钱　乌附三钱　生姜　芍药各四钱
另用都气丸六钱分两次吞送

又进五剂，病如故。本症为脾、肺、肾虚寒，原无疑义，如药不对证，当有它变。今若此，其亦踵前医药轻病重之复辙欤？殊不然也。又忆黑锡丹大温脾肾，镇纳元阳，为虚寒喘促之圣药，喻嘉言、陈修园辈极赞其功。如是再以真武汤改配黑锡丹，每次三钱，日进二剂，当晚喘减气平，能睡一二小时。次日复诊，脉起有力，喘咳大减。嘱原药再进，持续半月，诸证皆退，精神转好。后以肾气丸（改汤）、六君子汤加破故纸，芦巴间服调理复元。

❦ 30. 咳嗽气喘 ❧

朱小祥病患咳嗽，恶寒头疼，胸满气急，口燥烦渴，尿短色黄，脉浮而小弱。据证分析，其由邪侵肌表，寒袭肺经，肺与皮毛相表里，故恶寒而咳；浊痰上泛，冲激于肺，以致气机不利，失于宣化，故胸满气促；燥渴者，则为内有郁热，津液不布，因之饮水自救；又痰积中焦，水不运化，上下隔阻，三焦决渎无权，故小便黄短；脉浮则属外邪未解，小弱则因营血亏损，显示脏气之不足，如此寒热错杂内外合邪之候，宜合治不宜分治，要不出疏表利肺降浊升清之大法，因处以金匮厚朴麻黄汤。其方麻、石合用，不惟功擅辛凉解表，而且祛痰力巨；朴、杏宽中定喘，辅麻、石以成功；姜辛味温肺敛气，功具开阖；半夏降逆散气，调理中焦之湿痰；尤妙在小麦一味补正，斡旋其间，相辅相需，以促成健运升降诸作用。但不可因麻黄之辛，石膏之凉，干姜之温，小麦之补而混淆杂乱目之。药服三剂，喘满得平，外邪解，烦渴止。再二剂，诸恙如失。

❦ 31. 郁热咳嗽 ❧

黄妇春秀，三十许人也。育儿旋殇，悲痛愈恒，又因失于调养，以致胸满噫气，潮热烦乱，夜不安寝，咳嗽少痰，舌燥口干，身体日形清瘦，切脉弦滑而细。此由忧郁伤肝，肝失濡养，故烦热；气逆于肺，治节无权，故干咳；此即所谓肝郁气逆、阴虚肺热之证也。今用丹栀逍遥散疏肝解郁清热以治其本。五剂烦热略减，胸脘稍舒，但咳转剧，痰杂血星。再于前方去白术加桔、贝、知母、沙参，咳虽大减，而干咳无痰，辟辟不止，津少舌燥，甚至夜不得卧，是为肺金燥热之明征。当随证转方，清肺为主，疏肝次之。改用千金麦门冬汤（麦冬、竹茹、桔梗、甘草、五味、干地、紫菀、半夏、桑皮），去辛热之麻姜，加调气解郁之香附、郁金及清热生津之茅根、花粉，以期适应证情。前服数帖效不显，待至十帖而后，逐渐热退咳减，胸舒津回，夜可睡数小时。原方再进三帖，诸证悉平。继服归脾汤补脾滋血，加栀子、麦冬润肺清热，一月而健康胜常，经期复潮。明年又育一儿，化忧郁为喜悦，精神畅旺，数年未病。噫！七情之伤人可畏也。

❰ 32. 肺　　痈 ❱

陈春英，女，48 岁。该妇劳动力颇强，由于不节劳动，时值隆冬，又受风寒侵袭，当时觉一身不适，饮食无味，而仍照常出工。迨至来春，患咳嗽，发热不恶寒，喉干舌燥，咳则捧腹蹬地而连声不止，历十余分钟始有些微粘痰咯出，其状俨如小儿百日咳之现象。医者认为寒邪侵肺，处以苏杏二陈汤，服十五剂而未转方。循至肌肉大削，胸肋隐痛如刀割，粘痰难出，间有潮热；舌燥无津，小便黄，大便数日一行，干结不畅。而后医不求其本，又不衡量情况，复蹈前医辛燥之弊，用苏沉九宝汤加车前、花粉等多剂，以是益剧，卧床不能转侧，已十余日矣。经其至亲黄君介绍往诊，切脉细数而滑，按其胸则呼痛而以手拒，探其额有微热，视其舌红紫干燥。其自诉曰："胸胀欲裂，咳痰为脓样，有腥气，口苦干，欲饮冷水，小便热疼，大便坚燥。"今据脉证合参，是为热邪内郁，痰火上凑，邪气结聚，蕴蓄成痛。《金匮》有云："若口中辟辟燥咳，即胸中隐隐痛，脉反滑数，此为肺痈。"《证治汇补》亦曰："久咳不已，浊吐腥臭，……脉滑数实，大小便涩数，恶寒吐沫，右肋拒按为肺痈。"其论述肺痈形成之原因及证状，核与陈病吻合。审其起因，由冬伤于寒而不即病，至春暖而暴发，其时干咳、咽痛、胸疼，此为内热已炽，未经宣泄，上熏于肺所致。果能及时清调肺金，何致如此。今为逆流挽舟计，暂予清肃肺金，下通地道，以救眉急。方用大柴胡汤去姜枣加葶苈、芦根。服二剂，大便日行数次。以肺与大肠相表里，便通则肺热得以下降，故上部立见轻松，口燥舌干稍减，胸胀则如故，脓痰反多，转身仍困难。疏千金苇茎汤加葶苈、郁金、枳壳、桔梗等味，同时用茅根、鱼腥草煎汤作茶饮，服至十剂，胸痛稍减，已能起坐，口润知味，小便略清，大便亦畅。惟脓痰尚多，腥气仍大。前方既显著有效，再稍予加减，药用：

茅、芦根各一两　葶苈八钱　苡仁七钱　桃仁钱半　浙贝　桔梗　甘草　桑皮　郁金各三钱。仍用鱼腥草煎作茶饮。

续服五剂，是时胸已不痛，痰亦少，并可自由行动。改用回春之清肺汤与日本原南阳方之肺痈汤间服一星期，其病基本已愈。再以圣济养肺汤善后，未再更方。后半年曾经访询，并无咳嗽、吐痰、胸痛现象，饮食起居正常，身体较前尤健云。

33. 水邪犯肺

杨妇春元，病疟两年未愈，或数日而发，或半月而发，时无定期，寒热亦不长。然以病久血虚，医用当归补血汤加鳖甲、肉桂，疟虽两月未发，但胸腹渐呈膨胀，小便少，喘促唾涎沫，倚息不得卧，饮食无味，口干不渴等证相继而生。其阿翁王老原有一日之雅，昨来相迎，偕抵其家。患者肌肉消瘦，面鲜华色，切脉细数而滑，它状如前未少更。盖由外观其体虚至斯，良非温补不可；若详察内象，则为痰水之积，殊非一温补可以济事，乃一棘手大证。现自整体分析，惟宜标本兼顾，补泄同施，拟先健其脾胃，缓解胸腹，因疏春泽汤：

茯苓八钱　肉桂钱半　白术五钱　泽泻　猪苓各三钱
党参四钱　加苏子三钱

讵知服后，小便反不多，而大便水泻多次，此非泻药而呈如是异常作用，理难索解。若从其胸腹胀减而言之，似有好转，嘱仍服原方，腹泻依然。不药则不泻，持续旬日，病无进退，因至医院透视，断为肺水，曾从背后针刺抽出粘液甚多。卒以无力住院，仍来求诊，述及前因，得知病变在肺。乃由肺失宣调，气机不利，水不化气，停聚其中而为患，但与《金匮》所谓之肺水有

37

别。此宜专从肺治，进以苏子降气汤、葶苈大枣泻肺汤合剂。

苏子　半夏　当归各三钱　前胡　厚朴　橘皮各二钱　沉香（研末冲兑）五分　甘草一钱　葶苈三钱　大枣五枚　加桑皮五钱　党参三钱

药后剧泻数次，心胸顿觉开朗，咳喘略减。细察各情，似已中的，嘱再进原方。三日后，行动已不咳喘，夜能安卧，饮食渐进稀糜，一切视前好转，但每日仍腹泻数次，不甚剧耳。未更它方，赓续再进，即日臻安善。复诣医院检视，证明肺水消失。接服补肺健脾之药，如香砂六君子汤加百合、阿胶、兜铃等品，调理两月，平复如初。

34. 风　水

陈修孟，男，25岁，缝纫业。上月至邻村探亲，归至中途，猝然大雨如注，衣履尽湿，归即浴身换衣，未介意也。三日后，发热，恶寒，头疼，身痛，行动沉重。医与发散药，得微汗，表未尽解，即停药。未数日，竟全身浮肿，按处凹陷，久而始复，恶风身疼无汗。前医又与苏杏五皮饮，肿未轻减，改服五苓散，病如故。医邀吾会诊，详询病因及服药经过，认为风水停留肌腠所构成。虽前方有苏、桂之升发，但不敌渗利药之量大，一张一弛，效故不显。然则古人对风水之治法，有开鬼门及腰以上肿者宜发汗之阐说，而尤以《金匮》风水证治载述为详。有云："寸口脉沉滑者，中有水气，面目肿大，有热，名曰风水。视人之目窠上微肿，如蚕新起状，其颈脉动，时时咳，按其手足上，陷而不起者，风水。"又"风水恶风，一身悉肿，……续自汗出，无大热，越婢汤主之。"根据上述文献记载，参合本病，实为有力之指归。按陈证先由寒湿而起，皮肤之表未解，郁发水肿。诊脉浮紧，恶风无汗，身沉重，口舌干燥，有湿郁化热现象。既非防己黄芪汤之虚证，亦非麻黄加术汤之表实证，乃一外寒湿而内郁热之越婢加术汤证，宜解表与清里同治，使寒湿与热，均从汗解，其肿自消，所谓因势利导也。方中重用麻黄（两半），直解表邪，苍术（四钱）燥湿，姜皮（三钱）走表行气，资助麻黄发散之力而大其用，石膏（一两）清理内热；并制抑麻黄之辛而合力疏表，大枣、甘草（各三钱）和中扶正，调停其间。温服一剂，卧厚复，汗出如洗，易衣数次，肿消大半。再剂汗仍大，身肿全消，竟此霍然。风水为寒湿郁热肤表之证，然非大量麻黄不能发大汗开闭结，肿之速消以此，经验屡效。若仅寻常外邪，则又以小量微汗为宜，否则漏汗虚阳，是又不可不知者。

编者注：本案麻黄重用至一两五钱，足见作者治疗此证，有其独到之处；但因此量与寻常用量，相差甚大，所以应用时，必须慎重。诚如作者所言，不仅寻常外邪，以小量微汗为宜，即为风水表实之证，亦须认证确切，多方考虑，并就医者平时用药经验，然后酌予制大其剂，幸勿以此为恒法也。

《 35. 臌　　胀 》

　　张云涛，男，45 岁，工人。去秋曾患痢疾，辗转月余始愈。惟每感胁腹不适，劳动不能任重耐久，过劳辄更疲倦，以眠食如恒，未甚措意。今春腹呈胀大，多食更甚，乃自行调理，犹未医药。初夏腹益大，行急则气促，小便短少，始惊为病态。在当地卫生院服温脾利水宽胀药月余，病未减，腹部显著加大，乃转赴县医院经体征、血象各项检查，结果断为肝硬化。病在进行期间，遂即住院医治，注射服药两月，中间曾抽水两次，只暂时轻快，但不数日腹更膨大，认为病情不易改善，希望甚微，遂出院就诊于余。审思臌胀一证，原属难治，虽病在肝脏，而实与脾、肺、肾三脏有关。如患者肝功能未甚损坏，脾运犹未虚竭，肾火尚未升腾，肺气仍可宣降，则病理变化可望好转。然在古人文献中亦视此四脏为重，《沈氏尊生》有谓："怒气伤肝，渐蚀其脾，脾虚至极，阴阳不交，清浊相混，隧道不通，郁而为热，湿热相蒸，故其腹胀大。"又《素问·经脉别论》云："饮入于胃，游溢精气，上输于脾，脾气散精，上归于肺，通调水道，下输膀胱，水精四布，五经并行。"上节则谓肝旺脾虚致使湿热郁结而为病，次节则谓脾胃健运，水道通利，则水不复潴留成患，四脏生理相互作用，阐论至为明确。其关于病之虚实诊治亦有论及，徐灵胎云："腹胀满，即使正虚，终属邪实，古人慎用补法，倘胀满或有有形之物，宜缓下之。"虞天民云："臌胀起于脾虚气损，当以大补之剂培其本，少加顺气，以通其滞。"是虚者当补而实者宜攻，又应视证情如何以为断，庶免虚虚实实之弊。诊脉沉数有力，面色白泽，舌苔薄白而润，食纳佳，腹大如孕，时有鸣声，阴囊浮肿如水晶，尿少微黄，大便干燥；全身检视无蜘蛛痣，眠睡尚佳，亦无盗汗、潮热现象。本病历时虽久，犹未大虚，正宜攻补兼行，故方药与丸并进。方用：

白术五钱　枳实　商陆　内金各三钱　茯苓四钱　牡蛎四钱　广香一钱

丸用：

白术四两　甘遂一两　研细水为丸，用大枣十枚煎汤，每日送服一钱，七日为一疗程。

服药及丸后，每日水泻二、三次，小便加长，亦无呕恶、腹痛等不良反应。盖在第一疗程腹大减小三分之一，肾囊全消，仍再服丸药一疗程，是时腹水已残存无几，人亦比前轻健。在第三疗程中，改方严氏实脾饮加减：

白术四钱　党参五钱　茯苓三钱　木瓜　腹皮　厚朴当归各二钱　草蔻　木香各一钱，日服一剂。肾气丸五钱与前丸轮服。

半月后腹水全消，可谓基本告愈。并疏归脾汤善后调理，且嘱戒盐及房事百日，则身体增强，病必不复。彼乃欣然归去，贻书感谢不置云。

41

36. 水　　臌

朱成，男，25岁，住蔡家乡。春间患风寒咳嗽，寖至全身浮肿，医用开鬼门法，浮肿全消，但咳嗽仍紧，腹感满胀，又用六君子汤加姜、辛、味温肺健脾，咳得减而腹更胀大，行动则气促。易医亦认为虚，疏实脾饮，服后胀不减，胸亦甚觉痞满。经治十余日无效，迁延半年，腹大如鼓。吾夏月治其邻人某之病，因来附诊，按脉沉实，面目浮肿，口舌干燥，却不渴，腹大如瓮，有时鸣声胀满，延及膻中，小便黄短，大便燥结，数日一行，起居饮食尚好，殊无羸状。如果属虚服前药当效，而反增剧者，其为实也明甚。审病起源风寒，太阳之表邪未尽，水气留滞，不能由肺外散，反而逐渐深入中焦，与太阴之湿混合为一，并走肠间，漉漉有声，而三焦决渎无权，不从膀胱气化而外溢，积蓄胃肠而成水臌。当趁其体质未虚，乘时而攻去之。依《金匮》法，处防己椒目葶苈大黄丸（改汤），此以防己、椒目行水，葶苈泻肺，大黄清肠胃积热，可收快利之效。药后水泻数次，腹胀得减。再二剂，下利尤甚，腹又逐消，小便尚不长，用扶脾利水滋阴之法，改服茯苓导水汤配吞六味地黄丸，旬日而瘥。

37. 气　　臌

徐妇，年五旬余。孀居十年，肝气郁滞，近以家庭

变故，尤增隐忧。始则胸满喘促，继则腹大如箕。其犹
子亦知医，认为单腹胀，大进温肾补脾药，扶持正气，
企图缓解，相持数月，病仍不解。转而求邻医唐君，又
认为腹水，先服五苓散、五皮饮不效，再进子龙丸、廓
清饮等亦鲜效。自谓历时已久而病若昔，感觉前途渺
茫，不欲再治。然其女若婿不忍坐视其母之待毙，商请
余治，一舟相迎，薄暮始至。诊脉沉滑带涩，喘迫咳
紧，夜不安枕，腹若鼓状，按之中空无物，又罕鸣声，
似非积水，右胁下有硬块，触之作痛，舌苔薄黄不燥，
饮食可少进，二便如常。是由气郁日久，积聚不散而成
臌，治当解郁调气。前服逐水药而胀不减，即可证明是
气而非水，故治而不效。兹拟以苏子降气汤治其喘胀，
三剂胸舒喘平，腹仍大，胁下犹疼。再当行气和血开
郁，改予变制心气饮（桂枝、半夏、茯苓、甘草、槟
榔、吴萸、木通、苏子、枳实、桑皮、鳖甲），加当归、
郁金，续进半月，腹胀全消。但右胁肝脏尚肿大，手可
触及，已无痛感，更方严氏鳖甲饮子（鳖甲、黄耆、白
术、甘草、川芎、白芍、草果、槟榔、厚朴、生姜、大
枣、乌梅），加丹参、郁金、青皮、土鳖等煎服，兑酒
半杯。此方虽治脾脏疟母肿块，略为加减，转用以治肝
脏之积，未尝不可，以消瘀攻积理气诸作用则一也。连
服十剂，肝脏逐步缩小，已著显效。再用前方研末蜜
丸，早晚以甜水酒温送五钱，取缓以消积，使正气不
伤，古人早有明言。半月后块尽消，疏归芍六君子汤加
鳖甲、黄耆，温补善后，服一月而体健复原。

43

❀ 38. 消　　渴 ❀

（一）

陈石金，年 46 岁。始患伤寒未瘥，旋又伤食吐泻，自恃体健，未曾医治。迨剧乃延邹君诊治，服葛根桂枝汤加神曲、查肉之类，表虽解而吐泻未已。又处不换金正气散温中止呕，宽胀消食，而吐泻得止。又转口渴尿多，次数频仍，改进人参白虎汤、甘露饮、六味地黄汤等，半月无进步，渐次面削肌瘦，神疲纳少，偃卧床第，不能起行。乃舅王君志远去秋患疟痢，吾为数日治愈，特来介治其甥，同舟往视。患者枯瘦脱形，目炯炯有神光，面唇无华，舌胖润白，脉微无力，渴尿无次，已至饮一尿一，小便清长，尿上层无油脂。盖病始由伤寒吐泻而起，营卫已损，阴液复亏，吐泻伤脾，中焦失运，循至肺气不能下降，制约关门，肾火不能上升，蒸发津液，阴阳阻隔，上下失交，故消渴之证成。前医认为内热津干，迭用凉润，此治标不知治本也。本则脾肺肾三脏也，因脾喜燥而恶湿，肺恶冷而喜降，肾得温而水升，气化得全，斯则无病。今三脏失职，水津不上输而惟下泄，其主要关键，乃不在肺之宣、肾之蒸，实则脾失升降，不能制水也。倘脾能健运，输布津液，则肺肾功能亦随之恢复，自无消渴之患。本证虽先属湿热，但因病已日久，正气渐衰，内脏不足，又一变而为虚寒，此病情阴阳转化之常规，不足异者，古人于此已有精切之论述。陈修园曰："水不自生，一由气化，黄耆六一汤取气化为水之义也；崔氏肾气丸取火能致水之义也；七味白术散方中有藿香之辛燥，而《金匮翼》谓其能大生津液；理中汤方中有干姜之辛热，而侣山堂谓其能上升水液，若以滋润甘寒为生津养液之源而速其死也。"由此可知气化传变与药宜温不宜凉之精义。本证如宜凉而不宜温，何以服白虎汤、甘露饮等而病至剧变，其误显然。今据前说用理中汤温脾止渴，证以程郊倩理论，更属置信。其谓："参、术、炙草所以固中州，干姜守中，必假之釜焰而腾阳气，是以谷入于阴，长气于阳，上输华盖，下摄州都，五脏六腑皆以受气矣，此理中之旨也。"此因中焦之运，而使上下升降得宜，肺布津液，肾司蒸发，何至上渴下消，陈修园执中央运四旁之说，亦即理中之旨也。于是书与理中汤：

党参六钱　　白术五钱　　干姜三钱　　炙草二钱

首剂效不显，五剂病始好转，口略知味，精神微振，可能缓步。又进原方五剂，渴尿大减，接近正常。终因病过虚损，尚须大补，改与养荣汤培补气血，历时兼旬始健。夫消渴而用肾气丸者屡矣！至治以理中汤则属伊始，因知辨证论治之亟当讲求也。

（二）

周继富，商人。禀赋羸弱，喜肥甘，酖酒色，握筹持算，劳心经营。偶感风寒，发生咳嗽，短气动悸，心烦不眠，久治依然。随又疟痢并行，医用辛热药，病得已。此后微咳心悸，时有烦热，医又认作体气之虚，杂

45

进温补，遂致口渴尿多，肌肉不得精液之养，日形消瘦。虽屡更医，皆未究其病源，仍以温肾为事，病情转剧。且曰：消渴而至肾亏，不任补养，病殊难已。其内兄恳往治之，傍午抵其家。伊踡卧斗室中，见余至，起而执手相泣曰："吾病数月，服药百剂，病且益增，渴喜冷不辍，小便清长，每小时七、八次，尿愈多，渴愈加，夜烦不能卧，腰至踝尤感清冷，常喜厚被温复，口虽能食，何故清瘦若是，望先生有以治之。"按脉细微而数，舌红厚腻，声低息短，大便二日一行。统观全证，因知其热渴引饮，当属上焦郁热，与《素问·气厥论》"心移热于肺，传为鬲消"之旨合。纵欲竭精，则不免阴亏于下而阳浮于上，以致肺欠宣发，高原之水不能敷布，乃建瓴下注也，故饮多尿多，所谓"阳强无制，阴不为守也"。至其下肢清冷，则不仅肾阴亏而肾阳亦衰，已成上盛下虚之局。景岳有云："阳不化气则水精不布，水不得火则有降无升，所以直入膀胱而饮一溲二，以故源泉不滋天壤枯涸者，是皆真阳不足，火亏于下之消证也。"《圣济总录》亦云："火炎于上，有不得不清者。"张氏谓为阴阳失调，水火不济，则宜滋阴扶阳，交通上下。但《总录》则谓上火宜清。本证乃肾阳衰于下、心火炎于上虚实错综之候，符合上述二者之说，宜宗寒者温之、热者凉之、虚者补之之治法，化裁为用。故用八味地黄汤滋阴益阳，人参白虎汤生津泻火。药为：

附子钱半　肉桂八分（磨冲）　生熟地各六钱　枣皮四钱
山药五钱　茯苓　泽泻　丹皮各一钱　石膏八钱　知母二钱

甘草　粳米各三钱　洋参三钱（另蒸兑）

连服三剂，尿渴均减，而肢冷如故，仍于原方加附子为四钱，肉桂为二钱，大温下元，减石膏为五钱，去知母不用。又六帖，口不渴，尿已少，下肢亦转温，是上焦之热已清，下焦之阳亦回，前方宜加变易，改进八味地黄汤加玄参、麦冬，一以温补肾阳，一以滋养肺阴，调理一月健复。诸亲友庆其勿药有喜，各以肥美相遗，不禁于口，因又食少乏味，胸腹饱胀，嗳腐吞酸，所谓食复也。用平胃散（苍术易山药）加神曲、麦芽、查肉、内金之属，数日寻愈。此病上盛下虚，寒热错杂，故附子与石膏并用，针对证情，复杯即效，一有偏胜，鲜不偾事者，吾人辨证，可不慎诸。

39. 呕　　吐

（一）

林幼春，青年木工也。近日身发热，渴欲饮水，但水入则吐，饮食亦少进，常感胃脘满胀，舌苔淡黄不燥，小便黄短。医咸认为胃气之寒，先进不换金正气散鲜效，又转香砂二陈汤，胃胀虽得减，而呕吐终未止。历时半月，证情转剧，因来就诊。切脉浮数，身仍有热，胃胀时呕，吐水则胀减，水食皆难入，小便不利。此乃胃内停水，水不化气，故水入则吐；水不上布而化津则渴；水潴于中而不降，州都乏液分利则尿少；病理至为明确。《伤寒论》有云："其人渴而口燥烦，小便不利者，五苓散主之"；又"渴欲饮水，水入则吐者，……五苓散主之"。本证为水气内阻，津液不生，而非由于胃中之燥热所致，故宜化气行水之五苓散。前医用温胃止呕剂而不效者，良由仅知温胃而不知行水化气耳。若能执中枢以运上下，调畅气机，则水从下降，自鲜上逆之犯，呕从何来。书五苓散与服，呕吐遂止。

（二）

陈襄人，男，25岁。久泻得愈后，又复呕吐，医者以为虚也，进以参、术、砂、半，又以为热也，复进以竹茹、麦冬、芦根，诸药杂投，终属无效。甚证为：身微热，呕吐清水，水入则不纳，时有冲气上逆，胸略痞闷，口不知味，舌尖红燥，苔腻，不渴，脉阴沉迟而阳则浮数，此吾诊得之概状也。窃思其病泻久脾虚，水停胃中不化，随气上冲而作呕，而水入不纳，由于胸中郁热所抗拒，乃上热中虚之证，治之以《伤寒论》黄连汤。此用姜、桂、参、草温补脾胃而降冲逆，黄连清胸热，伴半夏以止呕吐，为一寒热错综之良方。服药呕吐渐止，再剂，证全除，能进稀糜，后用五味异功散加生姜温胃益气而安。

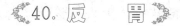

40. 反 胃

（一）

农人朱佑山，以操作过劳，饮食不节，妨害脾胃，消化不良，由是胸胃胀满，呕吐时作，久则朝食暮吐而后快，形成胃反证候。当住农村医院，诊为胃气虚寒，用黄连理中汤、旋复代赭石汤、吴茱萸汤、大半夏汤等皆不效，因转我院医治。患者面色惨淡，骨瘦如柴，舌紫红，中心无苔，有红条，两侧微黄，心烦，口微渴，喜冷饮，朝食暮吐，呕吐物呈稀糜状，味气腥酸，便结尿黄，脉则细数，重按有力。审为实证。前医拘于"朝食暮吐"之病名及王太仆"食入反出，是无火也"之言，认为脾胃虚寒，不能腐熟水谷，变化精微，迭用温阳益胃诸法而不知变。细察病者舌中红边黄，口渴喜冷，属于心胃郁热；其吐物稀糜酸腥，乃非胃冷食物不化之比，实由胃热气逆，不为纳化，故历久而复吐出；证之尿黄便结脉数有力诸象，更知为实热而非虚寒矣。据证论治，方以凉心清胃为宜：

芦茅根各一两　橘皮　竹茹　半夏各二钱　木通　藿梗　贝母　滑石　连翘各三钱　花粉　麦冬各四钱。

二剂后，脉转和缓，两日未吐食，渴亦大减，小便黄甚，大便稀溏，是湿热下降之征，药既中的，接服原方五日，证状逐渐减轻，食不觉胀，更不反胃，饮食如常，出院还乡，恢复劳动力。

（二）

唐慎元，年三十许人也。病反胃，心下雷鸣不舒，食辄胀满，吐出而后快，吐后则思水，饮水却不吐，病虽久，犹可小劳动。诸医杂治，药多罔效，因置之勿问。夏初吾以事往其村，乃父乞为之一诊。切脉浮而

49

迟，舌白润无苔，胃胀有鸣声，食后仍吐，小便清长，大便自可。吾思此证若属虚寒，则必朝食暮吐；若系忧思郁结，中焦阻滞，当有胸满吐涎之现象。今皆不然，其为胃内停水，脾不健运之所致乎？盖胃有积水，水入而不吐者，同气相求之意也。食入反出者，因由水积于中，消化失权，入不相容，排除异己之谓也。顾其病在水，水去则胃运恢复，食入可消，胃反何来。不此之图，宜其鲜效。现胃虽有停水，脾尚未虚，不宜理中之温补，而以燥土利水之五苓散为切。因该散肉桂具温阳化气之效，苓、术培土燥湿，猪、泽清热渗利，尤应遵古法研末为散，白汤送服，效始易显，许其一剂可愈。其家以为病久药轻，胡能如是之速效，疑信参半也。吾事毕即回，未之闻问，次年春邂逅（xiè hòu）其父于戚家，始悉其子服药后，果如所言。

41. 寒　呃

嫠（lí）妇龚氏，年六旬许。先富而后贫，饥饱不时，寒温无度，以是营卫失和，脾胃大损，腹鸣水泻，阳虚畏寒，甚至哕呃。以无力医治，驯至肌肤削萎，神疲身倦，扶杖而行，自知难久，见人辄悲泣。其从姊某见而悯之，愿负医药费，挽余为之诊。切脉细弱无力，泻久则脾胃虚损，畏寒则阳气衰微，呃而声细，气息不续，肾气亦虚，舌胖白润，小便清长，大便溏薄，此为脾肾两亏阴阳俱衰之大证。幸其能食知味，脾胃生化未绝，尚有一线生机，惟须持久温补，方易见效。方处大剂理中汤兼吞肾气丸，日服一帖，暂以半月为期。再诊，脉细略有神，呃泻虽稍减，而大肉已脱，枯瘁可畏，服药虽为首要，尤须血肉有情之物配合营养，否则羸弱如此，岂易言功。又幸其近房从侄某愿迎至其家供应膳馔。嗣后改用保元汤冲服龟鹿二仙胶，早晚兼吞紫河车丸，峻补脾肾，服食两月，呃泻全止，肌肉渐丰，历时三月而全愈。夫以年老虚羸如此，一旦得药食之养，情志之适，遂尔迅起而复，从知适情养志为医药中之先决条件也。

42. 气 呃

成城，乃一机织青工。患呃逆半月，声长而频，有作胃火而用黄草汤，有作痰重而用旋复代赭石汤，有作脾胃虚而用丁香茯苓汤，以及清火调中降逆之药不一而足，或暂得止，旋而复发，欲求一日之安不可得。曾住医院旬日，针药并用，亦不少减，乃出院就治中医，杂药乱投，依然如故。伊与余为同乡，猝遇于道，恳为医治，并出前方相视，核皆对证，服而不效，当复有故，进一步询之。则曰："吾虽呃逆多日，饮食仍如故，并不胃反，仅时觉胸腹饱胀而已。继而曰："吾前与某女友善，情恋至笃，不期其近日心志突变，顾而之他，且结缡焉。以是心中不免抑郁，烦悸失眠，未几即病，其以是欤？"按脉弦而涩，弦则肝气不调，涩则血行不畅，气血未和则足以致脾胃之虚，然气不调，补虚何益，肝不条达，镇降奚用，如郁开血行气畅，又胡呃逆之有。

治以调肝舒气为主，但病久体虚，宜降逆调气之中，佐以滋补，庶几无弊。拟用四磨汤：

槟榔三钱　沉香末八分（冲服）　乌药四钱　西党五钱

进一剂，呃虽未止，而心胸顿觉开展，再进呃逆减，至四剂而全止。续用香砂六君子汤调气理脾，复以安神定志汤滋血镇心，数剂全安。

43. 热　　呃

唐君寅生，长夏自远道归。头昏胀，肢倦怠，甚感不适。妻以其久出初归，杀鸡作黍以款之，食后遂觉胸腹痞满，口苦乏味，常有气自胸臆间上冲而作呃，连声不辍。自疑寒也，煎服葱姜汤，呃不止，因循多日，以致呃逆益甚，神昏不安，间有妄语，举家认为证之亟也，邀余会诊，先时已有多医在坐，论议不一，棋举未定，众见余至，皆曰："其证若何？有待先生之明决。"余诊之，脉虚弱无力，面垢唇红，舌燥无津，口却不渴，呃声壮而不停，神昏乱语，小便赤短，大便溏泻。谓曰："此热呃也。热在阳明之经，由其先受暑热，后伤饮食，停滞中焦而不化，食与热搏，相挟上冲而扰及心主故耳。今幸而便泻，则肠胃积热有宣泄之路，是病证之良好机转，治以清降开窍之药，热气下行，神识即清，然与虚寒逆从下焦而起，药宜温补者大相迳庭，是不可不辨。再则本病虽属阳明经热，但脉不洪大，口不烦渴，尚未至白虎汤之高热，不过因暑而病，热在上焦而未及胃，且食伤停滞于中，宜轻清之品疏解上热，配消导之药运化积滞，如热清积去，则呃逆自已。拟用景岳安胃散（陈皮、山查、麦芽、木通、泽泻、黄芩、石斛），河间六一散（滑石、甘草）合剂，加芦根、栀仁、枇杷叶之类。惟在未服药前，先化吞牛黄清心丸一颗，开窍通神，再服煎药，每日一剂，连服两日，神志不乱，内热已清，呃逆全止，而溏泻次数转增，是热下降之象，不必止之。减牛黄丸不用，专服汤药以肃清肠胃余热。二剂泻已，改用养胃生津药得痊。

44. 留饮胃痛

张女小菊，14岁。前以伤食胀满作痛，服平胃散加山查、神曲、谷麦芽之类得愈。未期月，胃又胀痛而呕，有上下走痛感觉，但便后可稍减，再服前方则不验，辗转半年未愈。夏月不远百里来治，且曰："胃胀痛，绵绵无休止，间作阵痛，痛则苦不堪言，手不可近。服破血行气药不惟不减，且致不欲食，是可治否？"问曰："痛处有鸣声否？"则曰"有之。"此病既非气血凝滞，亦非食停中焦，而为痰积作痛，即《金匮》之留饮证也。盖其痰饮停于胃而不及于胸胁，则非十枣汤所宜，若从其胃胀痛利反快而言，又当以甘遂半夏汤主之。是方半夏温胃散痰，甘遂逐水。又恐甘遂药力过峻，佐白蜜、甘草之甘以缓其势，复用芍药之苦以安中。虽甘遂、甘草相反，而实则相激以相成，盖欲其一战而逐尽留饮也。服后痛转剧，顷而下利数行，痛胀遂减，再剂全瘳。

⟨45. 瘀血胃痛⟩

蒋妻徐氏，年不惑。体素强，经调鲜病，近以经期劳作，嗜食生冷，乃致月经参差，胃脘一月数痛，恃强不措意。驯至近日，病情较甚，胃部胀满不可抚摩，必噫气或下矢气乃稍舒，曾服镇痛调气药罔效。遂远来就诊，切脉沉而弦紧，舌白润，胸胀胃痛，不可俯仰。认为肝气内郁，血滞经络，寒湿留止，阻碍气机，所以经愆胃痛同时形成，其为气滞血凝，至属明确。凡妇人之病，多以调气为治，但今以经愆而致胃痛，则宜以和血为主，调气次之。乃与和血行瘀调气之玄胡汤：

玄胡　姜黄各三钱　芍药四钱　安桂八分　全归五钱
甘草一钱　蒲黄　生姜　乳香　没药各二钱　木香一钱

54

药后，胃痛略松。虽气分之郁结渐解，而血分之瘀行未畅，再于前方中加丹参四钱，茺蔚子三钱，酒水各半煎，增速药效。连服四剂，痛感完全消失。未几，经来亦不复痛，时期准确。翌年又复老蚌生珠，夫妻感不去怀，时来探候云。

⟨46. 胃脘寒痛⟩

秦善治，久患胃痛，一年数发，治亦愈，不治亦愈。今冬寒气触发，胃痛尤剧，胸腹动悸冲逆，不可按摩，肢厥脉伏，呕吐酸水，得食则稍减，舌白润无苔，尿清便畅，时历三月未愈。此属胃中停有积水，不能健化，故发则水气泛散，冲逆作痛；又阴寒盛于内，阳气不能发越于外，故肢厥脉伏。核其致病原因，乃如虞抟所云："未有不由痰涎食积郁于中，七情九气触于内之所致焉。是以清阳不升，浊阴不降，而肝木之邪，得以乘机侵侮而为病矣。"论述胃病之产生，多由水气积滞，脾胃失调，以致升降不协，郁结作痛。但病有虚实，脉有真假，亦宜缜密辨治，否则祸不旋踵矣。《沈氏尊生》有谓："然胃病有虚实，总以按之痛止者为虚，……按之痛甚者为实，……至于痛甚者脉必伏。"此提示辨证之虚实，尤不可误认脉伏为虚为脱而妄用温补。沈氏关于治痛更有精切之论述，如"凡痛必温散，切不可补气，以气旺不通，则反甚之，顾安可忽视之哉。"痛多气滞，补则气实，实则不通而痛，由此知痛无补法而以温散为宜。本病仅为胃寒水冷，气滞不行，而非虚致，故不外温中行水之一法。因处以安中散而略为加减：

肉桂八分　玄胡　小茴　良姜各三钱　牡蛎六钱　砂仁　甘草各二钱　茯苓五钱　酒芍三钱

此方温中散寒，行水调气，具有相当效果。连服三剂，痛呕均减，脉现厥回，冲气亦低。再二剂痛呕全止，胃舒气平。改进香砂六君子汤加干姜温理脾胃，调养半月，即趋平善。

55

❧ 47. 虚寒腹痛 ❧

（一）

　　彭君德初夜半来谓："家母晚餐后腹内痛，呕吐不止。煎服姜艾汤，呕痛未少减，且加剧焉，请处方治之。"吾思年老腹痛而呕，多属虚寒所致，处以砂半理中汤。黎明彭君仓卒入，谓服药痛呕如故，四肢且厥，势甚危迫，恳速往。同诣其家，见伊母呻吟床第，辗转不宁，呕吐时作，痰涎遍地，唇白面惨，四肢微厥，神疲懒言，舌质白胖，按脉沉而紧。伊谓："腹中雷鸣剧痛，胸膈逆满，呕吐不止，尿清长。"凭证而论，则为腹中寒气奔迫，上攻胸胁，胃中停水，逆而作呕，阴盛阳衰之候。《内经》五邪篇有云："邪在脾胃……，阳气不足，阴气有余，则寒中肠鸣腹痛。"又《金匮》叙列证治更切，"腹中寒气，雷鸣切痛，胸胁逆满呕吐，附子粳米汤主之。"尤在泾对此亦有精辟之论述："下焦浊阴之气，不特肆于阴部，而且逆于阳位，中虚而堤防撤矣。故以附子补阳驱阴，半夏降逆止呕，而尤赖粳米、甘草培令土厚而使敛阴气也。"其阐明病理，绎释方药，更令人有明确之认识。彭母之恰切附子粳米汤，可以无疑矣！但尚恐该汤力过薄弱，再加干姜、茯苓之温中利水以宏其用。服两帖痛呕均减，再二帖全愈。改给姜附六君子汤从事温补脾肾，调养十余日，即健复如初。

56

（二）

杨大昭，乃六旬老翁也。人虽肥胖，而精神殊不佳。顷病腹鸣攻痛，上下走逐，胸满欲呕，脉沉紧而迟，此系水寒之气相搏于中，脾肾失调之所致。曾服理中汤、附子粳米汤多剂，却无效验。然而全面观察，实为脾肾阳衰不胜阴寒之象，前方颇为针对，其不效者，此非矢不中的，乃力不及彀（gòu）也。复思大建中汤为大辛大热峻剂，如此情景，利在速决，不容优柔再贻患者痛苦。遂径用大建中汤，呕痛未略减，且四肢有厥意，人亦虚弱已极，是时不唯宜温而且宜补。又《伤寒论》中之人参四逆汤与外台解急蜀椒汤两方，均为温补大剂，而又以后方为胜，因疏外台解急蜀椒汤：

蜀椒二钱　大枣五枚　甘草二钱　干姜　半夏各四钱
附子五钱　党参六钱　饴糖一两　煎好冲服。

药后阳回厥止，痛呕大减，再二剂遂愈。随用肾气丸、大补汤间服，渐次康复。

（三）

龚女痢愈未久，转致溏泻，一日四、五次，腹中时痛，痛则手足厥冷，呕吐清涎，曾进理中汤多剂未瘥。诊之，脉微细，舌白润，口不渴，小便清长，厥痛存在。今脉微厥痛，不仅病在太阴，亦且症兼少阴，其病由痢转泻，固为病变之良好机转，但泻利既久，脾胃已伤，脉微而厥，则肾阳亦复衰损，前服理中汤不应者，偏脾而遗肾耳。现以合治脾肾为宜，处近效白术汤：

白术五钱　附子三钱　炙草二钱　生姜四钱　大枣五枚。

用以培补脾胃，温暖肾阳。四剂手足厥回，痛泻俱止。惟肢倦神疲，饮食无味，再用益脾强胃之异功散加益智、山药扁豆、砂仁诸品，同时美味调补，半月遂收全功。

《48．寒积腹痛》

钟大满，腹痛有年，理中四逆辈皆已服之，间或可止。但痛发不常，或一月数发，或两月一发，每痛多为饮食寒冷之所诱致。自常以胡椒末用姜汤冲服，痛得暂解。一日，彼晤余戚家，谈其痼疾之异，乞为诊之。脉沉而弦紧，舌白润无苔，按其腹有微痛，痛时牵及腰胁，大便间日一次，少而不畅，小便如常。吾曰："君病属阴寒积聚，非温不能已其寒，非下不能荡其积，是宜温下并行，而前服理中辈无功者，仅祛寒而不逐积耳。依吾法两剂可愈。"彼曰："吾固知先生善治异疾，倘得愈，感且不忘。"即书予大黄附子汤：

大黄四钱　乌附三钱　细辛钱半

并曰："此为金匮成方，屡用有效，不可为外言所惑也。"后半年相晤，据云：果二剂而瘥。噫！经方之可贵如是。

《49．脾虚腹痛》

黄春云病泄泻月余，寒凉杂进，卒以温补药获愈。

未匝月，感觉食纳不振，腹部胀满，多涎喜暖，大便五、六日未行。医者认系阳明内结，用小承气汤不效，再用大承汤攻之，不惟府气未通，随致全身发热，口渴喜热饮，而腹胀如故，精神极困顿云。余诊之，脉沉迟无力，舌白润乏苔，身虽热，久按之则不见热，又欲厚衣喜暖，证之腹胀不痛，足见府气未实。其所以饮食不舒，腹胀满而不大便者，盖由久泻伤津，脾虚不运耳。其以攻而转发热者，即脾虚生热之理也。乃虚证，非实证，补之惟恐不及，尚可恣意攻伐耶？是宜遵东垣甘温除热之说，温补脾胃，略佐宽胀之品，待中焦气旺，运化恢复，则胀消便行矣。遂拟厚朴人参半夏生姜汤。三剂无变化，甘温之力不足欤？改处温补脾胃之枳实理中汤，并加扶阳之附子，同时艾灸气海、关元、天枢、足三里诸穴。日服药二剂，两日大便遂行，诸证亦逐步减退。复用香砂养胃汤（白术、苍术、厚朴、陈皮、香附、蔻仁、党参、生姜、砂仁、木香、甘草、茯苓、大枣）加重参、术，其他调气诸品，则分量宜轻，日进一帖，佐以饮食营养，月余精神复振，身体健常。

59

50. 少腹胀痛

谭秋香，三旬孀妇也。子女绕膝，日忙于生计，操劳过度，悒悒于心，以致气血内耗，身体渐羸，月经不行，少腹肿胀，行动则喘促，数月于兹。昨随其叔婶来治，切脉细数而涩，口干不渴，大便燥结，两三日一行，小便黄短，少腹不仅肿胀，有时乍痛，虽闭经已久，尚无块状。窃思本病关键，首须明悉经闭与肿胀之先后，如肿胀由经闭而起，则以通经为先；如经闭由肿胀所引发，则以利水为宜。细询之下，其为经闭先而肿胀后，乃属于瘀血郁积，而小便又不利，则不仅血结亦且水结矣。况其先由思虑伤脾，忧郁伤肝，肝伤则气滞血瘀，脾伤则运化失常，久则累及于肾，水不宣泄而停蓄其中，故水与血互结而为病。至于治法，前贤亦有明确之指示："谓先病水而后经闭者，当先治水，水去则经行；先病闭经而后水肿者，先行其瘀，瘀去则肿消"。本证瘀水胶结，同属严重，如逐瘀而不行水，则瘀未必去；祛水而不行瘀，则水未必可行，法当标本兼治，行水与逐瘀并举，因选用《金匮》中之大黄甘遂汤、桂苓丸合剂：

大黄　阿胶各三钱　甘遂五分（另冲）　桂枝　丹皮各二钱　茯苓四钱　桃仁三钱　加丹参五钱　土鳖钱半

服后便水甚多，杂有血块。又三剂，水多而血少，腰腹胀减，已不肿，诸证消失。改用归芍异功散调理，无何经行，痛解，又进归脾汤善后，时经一月，遂得康复。

51. 腹中绞痛

刘健英，男，50岁。零陵芝城镇人。性嗜酒，近月患腹痛，得呕则少安，发无定时，惟饮冷感寒即发。昨日又剧痛，遍及全腹，鸣声上下相逐，喜呕，欲饮热汤，先以为胃中寒，服理中汤不效。再诊，脉微细，舌白润无苔，噫气或吐痰则痛缓，按其胃无异状，腹则膨胀如鼓，痛在腹而不在胃，审系寒湿结聚之证。盖其人嗜酒则湿多，湿多则阴盛，阴盛则胃寒而湿不化，水湿相搏，上下攻冲，故痛而作呕。治当温中宽胀燥湿为宜。前服理中汤不效者，由于参术之补，有碍寒湿之行，而转以滋胀，虽有干姜暖中而不化气，气不行则水不去，是以不效。改以厚朴温中汤，温中宫则水湿通畅，调滞气则胀宽痛止。但服后腹中攻痛尤甚，旋而雷鸣，大吐痰涎碗许，小便增长，遂得胀宽痛解。其先剧而后缓者，是邪正相争，卒得最后之胜利，亦即古人"若药不瞑眩，厥疾不瘳"之理也。再剂，诸证如失，略事调补而安。

52. 虫积胁痛

　　黄传人，乃五旬老农也。右胸胁间常有瘀痛感，乍作乍已，按之则痛甚，医皆认为肝气不调瘀滞经络之所致。用平肝调气药，了无寸效，持续两月，有加无减。因往西医院检验，诊断为胆道蛔虫病，须用手术。患者一则无力负担费用，一则胆怯畏惧开刀，再图治于中医，亦久未改善。转至我所医治，并详述经历。诊脉弦细不整，右胁时痛，唇紫红，常吐清涎，瞳孔放大，舌上有碎米红点，口苦苔黄，小便黄短，大便干燥，此为胁痛而有虫积之候，该病既经检断为胆道蛔虫，核与上述证状，不谋而合。今病在肝胆部位，兼而有虫，自应疏肝利胆镇痛杀虫为治。盖肝气不舒，则胆热不泻，热郁则虫得而袭其位，因是而痛。如疏条肝气，通畅泄热，又佐杀虫及清利之药，则虫不安，即可乘势而逐杀之矣。因拟四逆散、金铃子散合剂，去甘草，加芦荟、槟榔、雷丸、广香等，服后痛得暂安。再于前方加黑丑，续服四剂，曾泻下数次，内有死蛔多条，痛亦遂此遏止。再至医院复查，证明无虫。

53. 腹中虫痛

萧大楚，老农也。腹中攻痛，上下窜扰，频吐清涎，痛剧则肢厥，数月一发以为常。自疑属寒积所致，煎姜艾汤冲胡椒末，往往获效。冬月不慎风寒，经医用解表及消导药，表解而腹痛益增，走注不定，甚至昏厥，医又认为大建中汤证，服药痛仍未止。医院检查为蛔虫集结肠间，用山道年杀虫药，虫不下，亦不便，痛视前增剧。又认为肠绞结，须开刀，否则多危险。患者惧而至中医院诊治，其脉参差不一，乍大乍小，面色萎黄，并有白斑，唇红，舌白润，口不渴，肢冷吐涎，腹中攻痛，发作有时，此为虫证。《病源》有云："蛔虫者……，或因脏腑虚弱而动，或因食肥甘而动。其发动，则腹中痛，发作肿聚，去来上下，痛有休息，亦攻心痛，口喜吐涎及吐清水。"按与本证相合，既属虫证，当作虫治。但病久体虚，阳微阴盛，不宜专于驱虫，而应扶阳温中佐以杀虫，则相互为用，可收指臂之效。处方乌梅丸加减：

乌梅五钱　干姜　党参　附子　肉桂　当归　蜀椒

各三钱　细辛—钱　去苦寒之连、柏，加杀虫之槟榔、雷丸各三钱　雄黄末八分(兑)　并用赭石—两

意在用温补药以增强胃肠，用杀虫药以驱虫内散，使不结聚，复用重坠药乘势逐其下行，则肠结可解，大便能通，虫亦难安，势将随便排出矣。水煎顿服，一日二剂，稀便数次，杂下死蛔二十余条，痛减肢温，脉现细弱，尚属阳微不振，气血大虚，乃于前方去杀虫药，又服五剂，痛解全安，随用十全大补汤调理。

54. 黄 疸

(一)湿热黄疸

农人张友敬，家贫齿繁，操作辛勤，不避风雨，自恃体健，从不惮劳。不期春候反常，时晴时雨，田中插秧锄草，日受湿热熏蒸，夜间又贪凉取快，感受风邪。日前突然恶寒发热，头身重痛，自服表散丹方，汗出热解，暂得轻松，仍力于田。夜又发热，头重目昏，不能起立。医处以解表渗湿方，寒热稍减，反增口渴心烦，胸中嘈杂，头常汗出，身黄如橘子色，尿短黄，因疑病之加剧，延余治之。切脉滑数，舌苔黄白而腻，发热不恶寒，详参上证，是为热邪蕴郁，湿气熏蒸而成黄疸。前医之解表渗湿为不谬。其证增者，非药误也，乃病正鸱(chi)张，一时难解而已。再稽之《金匮翼》："黄疸……此为脾胃积热，而复受风湿，瘀结不散，湿热郁蒸，或伤寒无汗，瘀热在里所致。"指明湿热郁久，蕴

63

而成黄，或因汗出不彻，瘀积而成，治以清热渗湿为宜。但外邪尚未尽解，亦应兼予疏散，处麻黄连翘赤小豆汤加茵陈、苡米，嘱服三剂。复诊：脉不浮而滑数，外热虽除，内热尚盛，疸黄如故，苔仍黄腻，不思食，尿短黄，腹胀，三日未便，再予清热渗湿，微通府气，改用茵陈蒿汤、栀子柏皮汤加苍术、花粉。两日服完三剂，大便通，身黄略褪，可食稀粥半碗，能起立行动。乃于前方去大黄，每次冲服明矾末五分，经服五日，黄褪三分之二，精神饮食均佳。易茵陈五苓散加苡仁，仍照常吞服矾末，一周黄褪尽，略事清补，遂告全愈。

（二）黄 疸 胁 痛

封立成，病疸日久，茵陈五苓散、化疸汤之属尝服之矣。黄未稍退，体渐羸弱，反增右胁胀痛，饮食大减，午后有潮热，肢疼肤痒，小便短黄，此亦不外湿热所致。但病久累及肝脏，故而胁痛，按脉弦数而细。经西医检查：肝大约二指而形微硬，并其他证状及体征，诊为肝炎。治以疏肝理脾通络之剂为宜。选用逍遥散加茵陈、郁金、玄胡等品，四剂潮热退尽，黄减，胁仍痛，尿渐清，大便由灰白转淡黄，诸状均已转好。再服原方六剂，胁不疼，肝仍肿大，黄退大半，食纳知味。今宜专重肝脏之积，改用疏肝调气祛瘀通络之法，方拟：

柴胡　桃仁　青皮　郁金　当归各三钱　丹参五钱
鳖甲八钱　赤芍四钱　内金二钱　水煎，送金匮鳖甲煎丸
每次三钱。

64

持续半月，肝脏缩小，不可摸及，目黄褪尽。复用养荣汤、归脾汤调营补脾，间服匝月，巩固疗效。

（三）黄疸神昏

木工黄清明，体甚健。秋间下乡双抢月余，归家未几日，身发壮热，口渴烦乱，医用清凉解热剂，病未解，身目发黄如橘子色，继服清热利胆渗湿剂，亦未稍减。遂住当地医院，针药并用，不唯黄未褪，甚至午后炽热，神昏谵语，热至翌晨不退，神识亦不清，如此现象十余日，医辞不治。出院回家，延余往治，睹其面目全身极黄，脉弦数鼓指，壮热烦渴，舌尖紫红，苔黄燥，神志昏迷，狂语不休，大便多日未行，小便黄短。此为湿热燥实、肝胃之火上炎所致，而以泻火清心解毒清胃为主，处以清瘟败毒饮：

石膏一两　犀角二钱（磨兑）　黄连　黄芩　栀子丹皮　竹叶各三钱　连翘五钱　玄参　知母各四钱　茵陈两半　去甘草加大黄五钱，以黄泥浸水煎药。

在未服药前，用玉枢丹磨浓汁冲蟑螂三只（焙研）先灌下，后服汤药。一夜尽二大剂，病无变化。又如前再服二剂，大便泻下甚多，热始减退，人事略清。嗣后仅服汤药，又二剂，神清热尽，惟黄疸如故，舌苔仍黄燥，少腹痛不可按，虽得泻而燥热存在，改用桃仁承气汤去桂枝加茵陈、栀子，浓煎顿服，经数时，大便杂下稀黑血甚多，约三、四次，腹遂不痛，而黄终未减。此后以治黄为主，疏甘露消毒饮（茵陈、滑石、黄芩、石菖、川贝、木通、藿香、射干、连翘、薄荷、白蔻），配吞白矾末每次三分，连服十五剂，黄始逐渐退尽，后以滋阴养胃药调理兼旬平复。

❦ 55．虚 劳 ❧

陈君××，年青而酖酒色，因此撄重恙。病由肾虚于下，气亏于上，证见体倦懒言，动则气喘，肌肉消削，神疲骨立，尤其畏寒特甚，虽盛夏犹衣裘，头戴棉帽，逾于稀龄老人，而且夜间盗汗，咳嗽痰多，幸能食安眠。本证肺气既损，而肾元尤亏，由其气短及畏寒知之。《内经》逆调论云："人有身寒，汤火不能热，厚衣不能温，……素肾气胜，以水为事，……肾者水也，而生于骨，肾不生，则髓不能满，故寒甚至骨也。"如此阴阳两亏之证，原属难治，惟其人年尚轻，眠食佳，大便如常，脾胃机能犹健，脏腑尚得精微之奉，乃病笃中一线生机，而许其可治者以此。谓曰："君病不可专恃药力，而身心修养实为先著，离家庭，远房帏，择地静养，再进适当药饵，调和阴阳气血，缓以图功，庶乎有济。"陈君遵嘱，另辟一室，独居静养。诊其六脉细微，两尺尤虚，诸证则如前。当为灸足三里、肾俞、关元、气海诸穴，药用四君子汤加黄芪、远志、枸杞等平补，并嘱早晚静坐以养身心，练太极拳而和气血，一切以愉快心志为原则，期约三日一往诊视。月余，行动已不甚喘促，大有好转之象。先用拯阴理劳汤加浮小麦、熟地黄、水煎服。早晚开水冲服妙香散，停用灸法。经月精神转佳，纳旺心宁，咳减，盗汗止，肌肉渐生，而仍畏

66

寒如故，是阴复而阳尚衰，当以扶阳为主，原方加附子
及龟鹿二仙胶。又一月，饮食增进，神旺喜言，步履甚
健，畏寒大减，帽可取，裘可脱，诸证悉平。改服归脾
汤，淡盐开水日送肾气丸两次，半月不再畏寒，神焕肌
腴，大异畴昔，后以左归饮与还少丹（改汤）间服调
养，巩固疗效。归家之日，人多不识云。夫以如此沉
疴，竟半年获起，虽医药之适宜，实静养之功为多。古
谓：虚宜补，劳宜养，而养之一字，尤堪再三玩味，关
键在此，岂可忽乎哉！

56. 肝郁失志

许菊秋，年三旬余妇人也。1946 年冬顿失所偶，
今秋又殁长子，不幸迭遭，悲感逾恒，兼之田畴歉收，
以此郁抑寡欢，渐而饮食减少，夜不安眠，甚至达旦不
寐，久乃神志失守，时清时昧。然所服药，多作癫痫
治，其实非是。其阿翁姜老迎往诊视。患者蓬头垢面，
骨瘦如柴，茧茧向人作苦笑，或歌或哭，对人有礼貌，
而大失常态。诊脉弦细，两目微红，舌苔黄腻，梦中有
时乱语，大便数日一行，小便黄短。今从所见分析，是
由肝气抑郁，胃气失调。肝郁则气逆神乱，胃滞则内热
蒸熏，土木相乘，气血悖逆，神不守舍，谵妄由生，证
虽类癫痫而实非癫痫也。其治固以安神定志清郁调肝为
主，但寒热错综，虚实互见，证杂而药当繁，殊不可以
常规范之。遂处以柴胡龙骨牡蛎汤去参、桂加生地、石
菖、香附、郁金，日进二剂，四日人渐安宁。再三剂，

67

内热已清，神志稍明，仍不时吐清痰，胸痞，间亦噫气，改进调气祛痰之加味温胆汤（柴胡、香附、党参、黄连、甘草、桔梗、陈皮、枳实、大枣、生姜），实与前方相仿佛，不过有轻重之别耳。服此六剂，志定神宁，痰少气顺，人事清楚，肌肉渐生。后用补血益气清胃安神之养血安神汤（当归、芍药、地黄、川芎、陈皮、茯苓、白术、甘草、黄连、柏子仁、枣仁），调理期月复常。

❦ 57. 不　　寐 ❧

李君永成以妻小圆夜多不寐，寐则鼾声大作，扰人清梦，心常苦之。君夏月伤暑水泻，发热口渴，烦满尿黄，吾以葛根黄芩黄连甘草汤、六一散合剂愈之。伊因以妻疾相告。诊之，脉弦而细滑，口干燥，大便数日一行，且不畅。观其面色清瘦，眼胞青黑，疾言噫气，口频涎唾。谓曰：今凭脉证论之，盖其夜难成寐者，由于阴虚火旺、气逆痰多、上扰心君之所致；寐则鼾声大作者，乃因胃气不降，上逼清道，水气相搏，出入不顺，故发而为声，与哮喘水鸡声之理同。然在前人交献中早有如是之论列，如《素问·逆调论》："不得卧而息有音者，是阳明之逆也……阳明者，胃脉也。胃者，六府之海，其气亦下行，阳明逆……故不得卧也。"《景岳全书》有云："盖寐本乎阴，神其主也，神安则寐，神不安则不寐，其所以不安者，一由邪气之扰，一由荣气之不足耳。"徐东皋亦云："痰火扰乱，心神不守，思虑过损，火炽痰郁，而致不眠者多矣。"按不寐之因，不外胃气不和，痰火相扰，血不养心等。本证亦不越此范围。为拟加味温胆汤开郁涤痰，调胃承气汤清胃通府，并吞安神丸以清心宁神，每日一剂，三日而小效，五日而效显，夜可入寐，寐亦鼾声低微，但不似前之雷鸣厌人也。现时痰火渐清，胃气已和，凡前清痰降逆之品，又当摒用，宜以滋血宁神为务，疏用养血安神汤，五剂后，夜能安卧，鼾声亦不作。再以归脾汤调养心脾，补益气血，遂竟全功。

58. 心 风

刘君肃一，年二旬。其父叔皆大贾，雄于赀，不幸于1943年次第殂谢，丧停未葬。君因自省休学归，店务猬集，不谙经营，业大败，折阅不知凡几，以致债台高筑，索债者络绎于门，苦孰甚焉！乃只身走湘潭收旧欠，又兴讼，不得直，愤而归。因之忧郁在心，肝气不展，气血暗耗，神志失常，时而抚掌大笑，时而歌哭无端，妄言错语，似有所见，俄而正性复萌，深为赧然，一日数潮而已。医以为癫也，进加味温胆汤，并吞白金丸，曾吐涎少许，证状未少减。吾以事至零陵，君为故人，顺道往访，渠见吾述家事刺刺不休，状若恒人，顷而大哭，继而高歌。其家人恳为治之，此义不容辞者也。俟其静，用好言慰解，诊脉细数，舌绛无苔，胸中痞闷，夜不安卧，小便黄短，是为志怫郁而不伸，气横逆而不降，心神耗损，肾水亏乏，火气妄凌，痰涎泛溢，有癫之意不若癫之甚，所谓心风证也。治以益血滋阴安神调气为主，拟金匮防己地黄汤加味：

生地二两（捣汁兑）　甘草二钱　防己三钱　桂枝一钱
加香附三钱　首乌　竹沥各五钱　兼吞安神丸四钱，日服二剂。

三日复诊，神志渐清，潮发减少，随进滋阴安神汤（生地、芍药、川芎、党参、白术、茯神、远志、南星、枣仁、甘草、黄连），服后略觉头胀心闷，微现不宁，审由余热未清，难任参术之补，故证情微加。乃改弦更张，趋重清心养神略佐涤痰，早晨服清神汤（黄连、黄芩、柏子仁、远志、菖蒲、枣仁、甘草、姜汁、竹沥），晚进二阴煎（生地、麦冬、枣仁、元参、茯苓、木通、黄连、甘草、灯心、竹叶），每日各一剂，如是者四日，遂热不再潮，人事清悉，诊脉细数而有神，余热似尽，而参术之补，现犹所忌，尚有余焰复燃之虑，处以天王补心丹，以丹易汤（生地、人参改洋参、元参、丹参、茯神、桔梗、远志、天冬、麦冬、枣仁、柏子仁、五味、当归），送服磁朱丸，补心滋血，安神和胃。嗣即精神健好，食纳增进，又调理半月，改用栀麦归脾汤，仍吞服磁朱丸，善后补养，再一月而身健复元。吾临归，彼不胜依依之感。

59. 怔　忡

刘君少文，读书有心得，善诗文，作画饶有大家风味，一彬彬儒雅君子也。1946年春间为世叔唐老撰书寿屏，大伤神思，因而饮食少进，心怔忡特甚，夜烦不能卧，逐次肌肉瘦消，一日揽镜而惊，延李医治之。认为心血虚损，用归脾汤补血安神以固其本，进退十余日，效果不显。又作水气凌心、脾不运化为治，进茯苓桂枝甘草大枣汤、四君子汤合剂，加辰砂末冲服，数帖亦不效。因是远邀于余，刘君乃素善，伊猝见之下，悲泣不已，诛诛谈往事，并谓可治否？吾详询病程经过，沉心脉之，细数而无力，五十动中间有一、二歇止，舌润尖红，虚里跳动急迫，衣外隐约可见，夜难成寐，寐则汗出，小便微黄，大便亦不润，神疲不欲动诸候。审是病久阴虚血亏气弱之证。殊非健脾利水之药所能治。仲景之炙甘草汤原为阴分虚心动悸之神方，与其脉结代心怔忡相符合。许其可治，并婉词慰解之。竟用炙甘草汤加莲心、龙骨、牡蛎、龟板等味。四剂动悸稍安，盗汗亦止，夜可睡三、四小时，脉象亦视前有神，但阴分尚虚，心血亏损，尤宜安神静养，大进补益，始能稳定成效。改进清心补血汤（党参、茯苓、当归、芍药、川芎、熟地、麦冬、五味、陈皮、栀子、甘草、枣仁），吞送琥珀养心丹（药店有售），每日一剂，半月心神安定，脉不见结代，已呈缓和有神之象，改处枣仁汤。（党参、黄芪、当归、茯苓、陈皮、甘草、枣仁、远志、莲肉、茯神、生姜、大枣），补气益血安神定志。又十剂，成效大著，精神饮食均佳。善后处以大剂归脾汤去木香加首乌、益智、远志，补心宁神，健脾滋肾，因脾为生化之源，肾为后天之本，脾肾一旺，病安从来。服此月余，又营养食物增进，肌肉丰润，病体复元，且较往昔为健云。

《 60. 眩　晕 》

　　友人谢君志成，喜阅古今医籍，深明治理，而不欲以此自见。其近亲张翁，体肥胖，平日咳嗽多痰，近日家务操劳，头甚晕眩，卧睡则甚适，起则欲仆地，需人扶掖而行，只能俯视而不可平视与仰视，否则感觉天倾屋旋，头晕目眩，身不支而仆，因此恒卧而不敢起行，如此两阅月矣。翁特迎谢君商治。谢君诊毕谓曰："翁病吾可推而知之，若依《内经》'诸风掉眩，皆属于肝'与'髓海不足，则脑转耳鸣'，又属正气虚及肾元不足所导致；再如仲景论眩则以痰饮为先，而丹溪宗河间之说：'无痰不眩，无火不晕'，乃由痰聚中焦而上泛，火借风力而飞扬，故眩晕而仆也。古人言眩晕病理大致如此。翁病则属肝肾虚与痰涎上泛之所诱发。然吾非行道者，不敢以一知半解误人。吾友赵君积学之士也，必能愈翁病，可迎治之。"吾往视翁病，翁强坐而相谓曰："谢君谈病甚惬余怀，烦君商治之。"诊脉细数而乏力，两尺尤虚。窃思其眩也，虽由于肝肾，亦与脾不运化、浊痰上泛所关。况翁体肥多咳，痰湿素盛，肝挟肾水以泛滥，脾制水而无权，阴寒弥漫，阳气不振，何得不晕且眩也。治当理脾涤痰为急，间配补虚疏肝之品，拟半夏天麻白术汤（半夏、陈皮、苍术、白术、茯苓、麦芽、天麻、神曲、黄芪、党参、泽泻、黄柏、干姜），加降香、蒺藜之类。谢君亦认以为然。是药日服二剂，逾三日，脉现和缓，能起床缓行，左右顾盼亦不复眩，咳少，痰亦稀。今当转补脾肾，改用理中汤加茯苓、半夏、天麻、黄芪，吞送肾气丸，续进十剂，脉缓有神，面色红润光采，起行已不眩仆，精神转佳，痰咳亦少见，但稍劳则仍有眩意。拟为温阳益肾，处以右归饮（山药、山萸肉、熟地、枸杞、杜仲、甘草、肉桂、附子），加天麻、蒺藜，连进十剂，日呈良象，后与归脾汤及八味地黄汤早晚分服，如是半月，不复晕眩，身体恢复正常。

61. 遗　　精

黄子靖，青年工人。不知爱身，恣意情欲，又因劳动不节，以致精神不固，心火妄炎，夜不安寐，寐则梦遗，头晕身倦，气短息低。诊脉尺寸皆虚，左关独弦而细数，口苦心烦，有潮热，小便黄等证象。所谓肾水亏于下，君火炎于上，劳倦伤脾，肝气横逆，故水愈亏而火愈旺，肝愈逆而土愈虚，水火不济，升降失调，而梦遗之证成。张石顽有云："梦遗为肝热胆寒，以肝热则火淫于外，魂不内守，故多淫梦失精。"张景岳亦曰："精之藏制虽在肾，而精之主宰则在心。凡少年色欲之人，或心有妄想，外有妄遇，以致君火摇于上，相火炽于下，则水不藏而精随泄。"此二节阐述水不上交于心，而君火妄动，肝火又助之为虐，如是则梦妄生、水下泄矣。惟患者羸屡如斯，为救眉计，先用金锁固精丸、安神丸合剂（改为汤服），固精宁神，滋阴清火，以治其标。三剂烦热口苦悉退，而夜梦犹多，遗无虚夕，再进固精丸（改汤），药为：牡蛎、菟丝子、韭子、龙骨、五味、桑螵蛸、白石脂、茯苓等，又二剂，不唯未少减，而遗尤甚，因知固之无益也。忆及张氏"精之主宰在心"之言，虽遗精有关肝肾，徒事固肾平肝，则不若侧重乎心，心君得养，火不妄炎，下交于肾而得固，水上润以涵木，相火安位，能为君助而不致悖逆以为患矣。改处清心饮：

党参三钱　当归三钱　干地五钱　甘草一钱　茯神（辰砂拌）四钱　枣仁四钱　莲肉四钱　远志钱半　黄连八分。水煎服，日二剂，三日无寸效，精遗如故。

因思金匮桂枝加龙骨牡蛎有治失精之明文，玩味其方药，此属心阳之虚并水气上逆之患而与上方之唯一补养有间。且桂枝汤原在调和营卫，如易其分两，则可变而为益阳和阴之用，加之龙牡镇心安神，核于本证殊可适应。药用：

桂枝钱半　白芍五钱　甘草　大枣各三钱　生姜一钱龙骨　牡蛎各六钱　并加茯神五钱　辰砂末（另冲）一钱

以为镇降宁神之助。首二剂效不显，三、四剂力乃著，梦少能睡，遗可稍间，三数日不等。除仍服原汤外，早晚用莲心、金樱子煎汤送服妙香散五钱，以增强镇心固精力量，半月精不遗。嗣后当固其本，拟归脾汤配吞都气丸，持续一月，神旺体健，大异畴昔。

62. 脾虚萎黄

黄翁静丞，古稀之年，向称清健。讵料客秋以家庭之故，抑郁不适，循至肌肉黄瘦，精神委靡，杂治无效，病反增，迎余往治。诊脉沉迟无力，身不热，口不渴，舌白润滑，饮食无味，面色萎黄暗淡，胸膈痞闷，时有噫气，大便溏薄。此病起于忧郁，忧思则伤脾，气郁则伤肝，肝旺乘土，土弱则影响运化，气血失滋，身体遂弱，而呈萎黄之象矣。治之之法，以平肝补脾为宜，处予理中汤、四逆散合剂：

党参五钱　白术四钱　干姜　甘草各二钱　柴胡　枳壳　赤芍各三钱　加山药四钱　香附二钱　暂服十剂。

再诊，精神转佳，胸痞噫气均减。既已切中病机，守服原方，营养兼进，一月后心畅气舒，肌腴神旺，矍铄胜于往昔，遂停药。

63. 阳虚汗出

申瑞林久病之后，体气已虚，不慎风寒，又染外感，只宜培补剂中佐少许表药，殊不能视同日常表证治之。前医竟用麻黄汤发汗，因之大汗不止，头晕目眩，筋惕肉瞤，振振欲仆地，小便难，肢微拘急，呈状甚危。余见其人神志尚清明，脉现细微，汗淋漓未休，此由峻发之后，卫气不固，津液大伤，肾气亏竭而小便难，血不营筋而肢拘急，阳虚则水气泛逆，冲激于上，故振振而眩仆，是纯一阳虚之真武汤证，为水逆之重者。若不如是辨认，泛用漏汗之桂枝附子汤，虽能回阳而不镇水；如用苓桂术甘汤，虽能镇水而不回阳，皆属本证前阶段轻者浅者言之，至阳虚水逆之本证，则以真武汤为适合，且应大其量以进：

附子五钱　白术　白芍各四钱　茯苓八钱　生姜五钱

并用五倍子研末醋拌成饼敷贴脐孔，布条捆扎，又用温粉扑身。

连进二剂，汗渐止，再三剂，不特汗全收，即眩晕拘急尿难诸候，亦均消失。后用归芍六君子汤加补骨脂、巴戟、干姜调理培补。

64. 阴虚盗汗

刘永棠，男，46岁。身瘦长，性褊急，平日好胜之心甚盛，稍一拂意，即怒不可遏，盖其肝气之逆，火气之旺，由斯可见。因是无形中真阴内损，阳气越发，口燥心烦，夜不能寐等诸证，相继而生。又去冬未能藏精，今春复发温病，身热不恶寒，汗多口渴，证属阴虚内热，治应清解生津，无如前服辛燥表药，重伤阴津，后虽多方获愈，但亏损过甚，真元不易恢复，故不久又夜间潮热，心烦难寐，寐则盗汗，以是阴虚益甚。医用知柏地黄汤、当归六黄汤等滋阴药，虽烦热得解，而盗汗始终存在，热久伤阴，骨瘦如柴，精神萎顿，每况愈下。遂远道迎余，切脉细数无力，夜虽得睡，而梦多盗汗，舌燥少津，尿短便结，呈现阴虚津枯之象，为一盗汗大证，故服前药不效。理应甘凉大补以固其本，本复则盗汗自止，又不可急于求功。当处以加减复脉汤、增液汤合剂加浮麦、首乌、乌梅、山药等甘凉养阴，剂量重，日二帖，一星期盗汗微减，脉象略有力，口仍干燥，阴津尚未复，再宗前意改处大小定风珠合剂煎服，一日二帖，早晚开水吞送六味地黄丸，进一步滋阴补肾，服至汗止津复为度，六十帖而病始已，体气渐健。阴虚难复，自古已然，观此而益信。

《65. 感后房劳》

刘祖舜，江华码市人。先伤于风，又不戒房室，未几日，身发壮热，汗出，口干燥，烦躁妄言，腹以下灼热不可耐，小便赤疼，曾服白虎汤、竹叶石膏汤多剂，热未稍减，时已半月矣。诊脉数大无力，壮热炙手，阅所服方，皆属清肺胃之药，于证不恰。本证乃由风邪乘肾气之虚而客下焦，正如《素问·评热病论》所云"邪之所凑，其气必虚"，惟其病久风郁化热，燔灼肾阴，故少腹之热特甚；上中二焦无热，津液尚未大损，故口不渴；热久伤阴，血分亦虚，故脉大而无力。盖其热乃由阴虚而发，即《素问·调经论》"阴虚则内热"之理。原非实热，不宜苦寒折之，而以甘凉滋阴清热为宜。当如王冰所谓"壮水之主，以制阳光"，拟以大补阴丸（改汤）：

地黄一两　知母三钱　黄柏二钱　酥龟板两半　加玄参五钱　麦冬　益元散各三钱　煎汤温服。

三剂热度减轻，人渐安适，小便由赤转黄，已不疼，药中病机，毋庸更张。又服原方五剂，证候消失，安睡神宁，饮食略进。惟阴分大虚，神气困顿，再踵前意改服玄麦地黄汤加枸杞、石斛、首乌、滑石等滋阴补肾药，调养百日而复。

66. 咳　血

何湘元素有痨病，咳嗽吐血，连年未已。其子绍川，初感风寒作咳，未经疏解，即服滋阴清热药，咳更剧，辟辟中仅有些须痰出，久致杂有鲜血，又以为肺热也。进紫菀汤止血润肺，病未少减，驯至神疲肌削，潮热盗汗，渐入虚劳之门。自认是乃父遗传，无可奈何。伊春月客于外祖家，邂逅晤余，恳为诊治。切脉浮而细数，咳逆气短、潮热寝汗等劳证毕具。溯其始源，乃知先日风寒未解，内闭成热，虚火上炎，肺金受损，真阴内亏，火动其血，血随火升，故咳嗽咯血之证起。虽为火热内扰，而前感未清，可自其咳则清涕出与脉浮二者知之。但肺热当清，陈寒宜祛，法当全面兼顾，选用千金麦门冬汤。以麻黄、生姜宣肺祛寒，紫菀、半夏、五味镇咳敛肺，麦冬、桑皮、桔梗、竹茹清热祛痰，甘草调协其中，是一方而扼其要也。药后咳汗均减，夜得少卧，它证则如故。嘱再服前方三剂，汗与潮热俱无，痰少血止，脉不浮而细数，是风邪已去而肺热未清。况咳久肺伤，阴津亦亏，改投滋阴清肺之百合固金汤：

生地熟地各三钱　玄参五钱　川贝　桔梗　麦冬　芍

药　当归各三钱　甘草二钱　加内金、谷芽以和胃气。

四剂而后，各证皆除，惟人尚虚弱，食纳未健，宜进补脾益气之药，处以参苓白术散：

党参四钱　莲肉　山药　苡米　白术　扁豆各三钱　陈皮钱半　茯苓二钱　甘草　砂仁　桔梗各一钱　水煎服，早晚吞服六味地黄丸，以滋肾水。

历时月余，食欲增进，而面色丰润、神气奕奕矣。

67. 吐　血

（一）

农民萧大有，34岁，住零陵荷叶塘村。某晨忽大吐血，先为瘀黑块状，后系鲜红新血，时少时多，三整日未断，服药杂治均罔效，病情日形严重，特来迎治。患者蜷卧于床，血吐犹未少止，面白惨淡无神，四肢厥冷，舌胖润无苔，身倦不欲动，口渴喜暖饮，亦不多，脉细微欲绝，此阴阳衰微，将见离决之候。检阅服方，皆苦寒折之，如三黄解毒汤、龙胆泻肝汤之类，是欲止血而过服寒凉之所造成。现当生死存亡千钧一发，唯有回阳固本之一法，当处以人参四逆汤：

力参五钱（蒸兑）　生附八钱　干姜五钱　炙草二钱

上方意在回阳救厥温经止血也。半日连服二大剂，夜半阳回，肢微温，血仍点滴未停，因略为易方：

力参五钱　附子三钱　黑姜炭（炮透）四钱　炙草二钱　水煎，冲发炭及童便服。

上方温以止血，二剂血果止。讵知日晡身发高热，烦躁不安，脉则洪数而软，乃血气来复，故现此离奇之假象，不应为所眩惑，治宜温平补血，疏当归补血汤加炮姜。二剂后，热退神宁。不料夜半腹大痛，拒按，大便已数日未行，此由阴证而转属阳明，然在《伤寒论》中已有调胃承气汤法治，今特小其剂以用之：

大黄三钱（酒制）　　芒硝二钱（冲）　　甘草二钱

一剂便下痛止，改用益气补血之药，逐渐安平。

（二）

黄相群，性急躁，年虽知命，犹有少年豪气。先年曾患吐血，经三十年未发。1946 年因境遇不佳，心胸不舒，肝气郁滞，面鲜喜容。昨晨忽大吐，多紫黑瘀块，半日后尚不时零星而出，自煅发炭钱许，用童便冲服，血寻止。但觉胸膈胀闷，中有腥气，午后发潮热，牵延半月未治，迄至恶化，始延族兄某诊之，多日未效，病转增，乃舆来门诊。按脉弦数，舌苔黄厚，胸胁痞满，频有呕意，口苦不欲食，大便数日一行。盖其性急则肝火旺，郁多则气横逆，血凝气滞，故胸胁满；久结之血，突然溃溢，故吐多瘀块。夫气为血帅，血资气行，血不行则必调气以行之。《医学入门》有云："气血者，同出而异名也，气行则行，气止则止。"《证治汇补》亦谓："治血必先调气，气顺则血自行。"由此可知气血关联密切，血依气行，气恃血运，调肝则气顺，清热则瘀行，瘀行则病已，乃治血不二法门。患者血虽不吐，而胸满气腥，为瘀滞明征，午后潮热，系血分热

80

象，此为诊断上之正确依据。处以大柴胡汤开郁清热，加花蕊石（煅研冲服）消瘀，降香调气。首服二剂无异状，三剂便血数次，间有瘀块，潮热始退，胸膈舒，口中腥气减。此宜解郁和肝清理余热，改投丹栀逍遥散加茜草、丹参，再五剂诸证渐平。后用滋血开胃药调养康复。

68. 鼻　衄

朱妇，毛家洞人。夙有鼻衄证。今春以频食辛燥，热气内逼，昨日发衄尤剧，日夜不少停，如此三日夜，面白如纸，肢倦神困，头晕不能起床，服药、吹药、针灸、外治等皆罔效。彼夫以道远来询方，据述衄尚淋漓未止，不过较前为少，神气犹好，面色㿠白，舌尖紫红，苔黄而腻，食纳欠佳，小便黄短，大便如常。审为血热妄行，络伤清道，经血走而不守，随气而行，火性急速，故循经而直犯上窍，血出于鼻。患者伤于燥热，血出已多，阴分亏损，法宜补阴抑阳，热清气降，则血归经，宜甘寒存阴之品。药为：

茅花（茅根亦可）一两　生地六钱　当归三钱　白芍　焦栀　香附各三钱　木通　炒荆芥各二钱　辛夷钱半

此刘清臣《医学集成》之验方也。服三剂鼻衄止。后曾用是方治他人，皆有奇效。

69. 尿　血

　　廖妇，尿血十余年，乃尿与血并出，血多则腹胀减，然尿血无间日，医治以来，未曾少愈，亦未特别加剧，故时治时不治焉。昨日来诊，脉细数，尿血或痛或不痛，月经常先期，色黯而少，一二日即净，饮食佳，心烦多梦，夜不安眠，当时认为病人必血虚，经少而黑必瘀积，治用补血行瘀之剂，如生化汤、四物汤加桃仁、红花，补多于攻，而血下反多，又以为攻逐所致，瘀尽或血可止，岂知不然，半月淋漓不已，始知其药之非，因细研诘。乃云："先年曾患梅毒，丹熏虽愈，后多白带，粘汁腥味，从未少间。"从知为湿毒潴留，气血瘀滞，法应清利以养血，不宜攻逐而伤阴，疏用猪苓汤清热渗湿，止血滋阴，信可奏效，却又不然。经一再潜思，始恍然悟，猪苓汤清热而不解毒，止血而不行瘀，治非其道，宜乎不效。为今之计，则勿鳃鳃以虚为虑，宜专力清热利湿解毒行瘀，齐头并进，作正本清源之筹，遂处八正散加土茯苓、银花、牛膝、茜草等味。连进五剂，先则尿血加多，杂下血点粘液，后则逐渐减少，十剂尿血全止，小便清利，白带亦无，夜间已能安卧。复进滋血解毒健胃之药二十余剂，食进体健，遂告全愈。

82

70. 肠 痛

郭三太，男，50岁。少腹硬痛，大便不正常，小便点滴难通，服药针灸皆不验。日用导尿法，痛得缓解，数月来病终未除。一日，走来商谈，并谓："平日饮食如常，少腹胀痛，近日稍缓，手不可按，小便始终不通，但尿时茎中不痛，尿清白，大便二日一次，却不畅。"切脉沉数，舌苔微黄，胸胃间亦无痞满感觉。窃自上证论之，如属肾不化气，则前服滋肾调气药当有效；如属膀胱蓄热，则尿应黄或疼；如属膀胱瘀结，虽与少腹痛类似而无狂状。如此，殊非前阴证也。又其少腹痛处有微热，大便多不畅，或由肠间痈肿，撑塞尿液下引之路，故小便难出而少腹胀痛。脉沉数则为下焦有热之征，且难食，胸胃不痞胀，足证中上焦之无病而病在下焦，不在膀胱而在直肠之间，似为可信。因处仙方活命饮（银花、防风、白芷、归尾、陈皮、草节、贝母、花粉、乳香、没药、山甲、皂刺），加大黄。二剂痛稍减，小腹甚热，再三剂始得溏便一次，小便尚不通畅。嫌其药力过薄，竟以肠痈之法治之，疏金匮大黄牡丹皮散（大黄、丹皮、冬瓜仁、桃仁、芒硝），加红藤、银花、连翘、贝母、桔梗、南香、木通之属，浓煎顿服。每日二大剂，后下脓血甚多，小便可点滴自出，不痛不黄，知为证属肠痈，药服五日，效出意外。更于前方大其剂量再进之，又二日，便下脓血数次，粪却甚少，小便虽能自利，但仍不畅，少腹已不痛，此为痈肿虽破，而毒邪未尽，宜进一步清逐，改用生血排脓之清肠解毒汤（苦参、玄参、槐米、银花、地丁、紫草、天葵、凤尾草、黄连、白头翁、甘草、公英），加红藤、归尾、贝母诸品，大剂煎服。又八剂，初则脓血杂下，后则粪便屡行，小便以次顺通，病遂霍然。

71. 痢 疾

吾师蔡仁山先生邃（suì）于医学，时起大病，殁虽四十年，人犹称之。特录本案，以见一斑。豪绅宁翁，自奉甚奢，以不慎酒食，由泻转痢。翁时以体虚为言，而医不究病因，从而阿附，不敢尽攻逐之能事，仅以痢门套方加参、归杂进，渐致腹胀痛，利频不爽，脓血杂下，日夜无度，因而卧莫能兴，尚进归、地、枳、朴诸品，企图缓解，病更不廉。家人惧，飞舆迎吾师。诊脉沉实，舌苔黄燥，腹痛里急，下利脓血，口微渴，小便黄。师笑曰："此大承气、白头翁汤证。人虽虚，证则实，当急攻之以存阴，不可养痢以贻患，攻即养正，何惧之有。"疏予：

厚朴四钱　大黄五钱　枳实　黄连　黄柏各三钱　元明粉三钱（另兑）　去秦皮，加红藤、隔山消各二两，浓煎顿服，一日二剂。

其家惊为药重。师曰："病重宜药重，药轻何益，服此可立愈。"药后，脓血大下，腹痛锐减，再剂脓血少，食知味，腹已舒，可起床自便。是时病势大挫，不宜重药，改服清导滋阴之白头翁、银花、连翘、枳实厚朴、归尾、生地、芍药等品，又三剂，诸证悉退，再略事清补收功。然前医明知证实而不敢攻，因循坐大，其势日亟。吾师见病知源，毅然攻逐，实胆大而心细也。非吾师经验之富，曷克臻此。

《 72. 脚　　　气 》

　　船工韦友楚，壮热畏寒，身痛不休，数日后转移腰膝及踝，沉重肿痛，甚至脚痿弱不能起行，寒热仍未解。其人行船江上，湿热易伤，由于湿热下注而成脚气。《素问·太阴阳明论》云："伤于风者，上先受之；伤于湿者，下先受之。"《千金方》谓：风湿所中，由坐立湿气，湿气袭于经络皮肉，遂成脚气。"东垣亦谓："脚气实由水湿。"林珮琴则谓："凡脚气多从暑湿得之，故肿痛多属湿热。"由此可知脚气为壅病，湿热聚则为肿，疼则为风，本证风湿热三者兼而有之。其脚沉重肿疼，脉濡而数，口舌干燥，小便黄短，即为明证。治以祛风利湿清热之剂，如苍术、防己、薏苡、滑石、木瓜、加皮、茅根、木通、知母、黄柏、羌活、独活诸品，浓煎服。二剂热疼均减，肿未消，尚难起行，惟湿热之化，原在清解渗利，缓以图功。乃宗上意，改予当归拈痛汤（当归、苍术、防己、升麻、猪苓、泽泻、茵陈、羌活、葛根、茯苓、白术、苦参、知母、甘草），每日二剂，持续十日，脚肿始消，可沿凳行。后于原方出入加减，再服五日，行动可以自如，进以调气行血药，半月愈。又行船江上矣。

85

73. 泄 泻

黄清云，男，35岁。伤于饮食，旋则腹疼水泻，口微干，心烦不能寐，服黄连理中汤不效。延诊时，证为烦满喜呕，腹痛时泻，气冲而鸣，唇红，舌苔微黄，身微似有热，脉细而滑。然以全证观之，乃热笼于上，寒积于下，阴阳升降失职之所致。前方用黄连以清上热，理中而温中焦，于证似不大谬，而不效者，良由补多于清，缺乏宣降之品耳。今分析其病理，其腹痛也，因寒邪居于下焦，郁滞不通而为痛；腹鸣泄泻，气逆上冲，系因中气下陷，脾阳衰弱，不能腐熟水谷，变化精微，而酝酿其间，或鼓鸣而冲逆，或下行而注泻，是为成病之因。至其治法，则以和阴阳调脾胃为本证之主要关键，不过其成分热象多而虚象少，又以黄连汤为适合病机，而较用连理汤为胜。其方黄连、半夏，清上热降逆气以和胃，参草、大枣补中气健脾胃而调上下，桂枝、生姜散寒温中，尤具降冲作用，并加茯苓之渗利止泻，花粉之生津清热，如此组合，颇切恰病情。药服二剂，呕减而泻增，再剂呕全止，泻亦减，日仅数次，腹痛除，小便长。自觉有效，原方再服。今晨已不泻，食纳略振，脉见缓和，舌上有薄苔，知病已退。改进健脾和胃之异功散，加麦冬、石斛以养胃阴，十剂而复元。

86

74。膏 淋

黄君治齐，近日由乡来城探亲，乘便到院门诊，且曰："吾排泄之小便如猪脂或若烛油随尿源源而出，不痛不涩，尿已即止，而以晚间为多。但饮食起居如恒，并无若何不适，如能营养或节劳，病或小间及量减。十年来经治多医，有作白浊治者，有作膏淋治者，有作肾虚气弱精关不固治者，甚有作丝虫病治者，皆鲜效。近则腰痠膝软，头晕目花，大便稀薄，腹胃略胀，行促或稍劳即觉中气不能上续。"聆后，详审上述证情，其人先未病淋，何来白浊，再由尿出如胶，以及营养节劳得减与腰疼目花腹胀便溏等候推测，又诊两尺虚弱，关不任指，大致肾亏脾弱，阳气不振，而接近于膏淋之证。盖脾弱则运化失常，湿不蒸发而下注，肾亏则阳气不敛，阴精不固而外溢，湿精合流，故白如膏脂，古人所视为膏淋者以此，实则脾肾亏损之证也。现在唯一治法，只有温补脾肾培益中气，俾肾水能化气而为津，脾湿能健运而化气，升清降浊，以复其常。当拟补中益气汤运化脾湿升提阳气，又配吞肾气丸温养元阳，充裕精液，嘱服食一月再议。此后未见复来，效否不得知。又三年该地杨翁患时痢，远道延治，不期晤黄君于翁处，见其神采焕发，肌肉红润，大有今昔之异。彼曰："吾病服赐方后，日见显效，故不再更方，持续三月，遂得根治。"

87

《 75. 小便不利 》

　　樊氏，青年农妇也。劬（qú）劳家务，又常作业田间，以家贫，不如是助理，一家未能获温饱，故不敢一日告劳也。但其体素不健，疾病时罹，迭来就治，皆数药而安，信甚笃。1944年夏伤于湿热，饮食如常，而小便不利，有涩痛感。时余客零未归，求治于李医，认为湿热所致，先服五苓散去桂加滑石不应，易服八正散亦不应，迁延半月，精神饮食减退，肢倦无力，不能再事劳作。闻吾归，邀为之治，切脉细滑，面色惨淡，气促不续，口干微咳，少腹胀痛，大便黄燥，小便不利而疼。此下焦湿热郁滞与上焦肺气不宣，上下失调，故尿闭不通。如仅着重下焦湿热，徒利何益。因师古人上

88

通下利之旨，用宣肺开窍诸品，佐渗利清热药为引导，当可收桴鼓之效。拟用当归贝母苦参丸（改汤）加桔梗、白蔻、鸡苏散等，是以桔、贝、蔻仁开提肺窍，苦参、鸡苏散入膀胱清热利水，当归滋血，以补不足。此与头痛医头者，大相径庭。果二剂而小便通利，不咳，尿黄而多，此湿热下降之朕兆。更以猪苓汤加海金砂、瞿麦滋阴利水，清除积热，数剂小便清，饮食进，略为清补即安。

76. 疝 气

（一）

袁素珠，青年农妇，体甚健，经期准，已育子女三、四人矣。一日，少腹大痛，筋脉拘急而未少安，虽按亦不住，服行经调气药不止，迁延十余日，病益增剧，迎余治之。其脉沉紧，头身痛，肢厥冷，时有汗出，舌润，口不渴，吐清水，不发热而恶寒，脐以下痛，痛剧则冷汗出，常觉有冷气向阴户冲出，痛处喜热敷，此由阴气积于内，寒气结搏而不散，脏腑虚弱，风冷邪气相击，则腹痛里急，而成纯阴无阳之寒疝。窃思该妇经期如常，不属于血凝气滞，亦非伤冷食积，从其脉紧肢厥而知为表里俱寒，而有类于《金匮》之寒疝。其谓："腹痛脉弦而紧，弦则卫气不行，即恶寒；紧则不欲食，邪正相搏，即为寒疝。"又"寒疝腹中痛，逆冷，手足不仁，若身疼痛，灸刺诸药不能治，抵当乌头桂枝汤主之。"本病证状虽与上引《金匮》原文略有出入，而阴寒积痛则属一致。因处以乌头桂枝汤：

制乌头四钱　桂枝六钱　芍药四钱　甘草二钱　大枣六枚　生姜三片　水煎，兑蜜服。

上药连进二帖，痛减厥回，汗止人安。换方当归四逆加吴茱萸生姜汤：

当归五钱　桂枝二钱　细辛一钱　芍药　木通各三钱　甘草　吴茱萸各二钱　生姜三片

89

以温通经络，清除余寒，病竟愈。

（二）

吕继顺，男，24岁。素有疝病，发则睾丸肿痛，行路蹒跚，兼具发热恶寒外感证状。先服中药不应，转治于医院，经针刺放水，丸肿微消，痛不减，数日又肿如故，时历两月，病未少衰。因来就诊，脉浮弦而略涩，此为风寒伤感，肝气郁结。《素问·缪刺论》曰："邪客于足厥阴之络，令人卒疝暴痛。"由此可知，疝病不离于肝经，以肝主筋，故主痛也。今不特肝气之郁，又兼风湿，当合治之。疏以当归、白芷、连翘、川芎、防风、乳香、没药、细辛、红花、山甲、木通等品，大意在疏经活络祛风镇痛，酒水各半煎服，三剂遂愈。

90

❀ 77. 酒　　病 ❀

姨侄雷某，嗜酒成性，每饮辄醉，十年如一日，乡间有刘伶之绰号。近来体渐衰，因发酒病，数月一次，近来尤频，发时身痛如被击伤，苦楚异常，胸腹满硬，起卧不宁，呼号不停于口，大小便闭阻，时欲浴于极热汤中，得大汗，痛胀可稍缓，顷又复初，但经六、七日后，病渐衰，不药亦安。今发痛尤剧，日夜呻吟，逾期不愈，始延治之。切脉浮沉皆紧，表里俱实，其人嗜酒湿多，不特湿恋中宫，而且弥漫肌表，与外寒相搏，故为胀痛，温浴则毛窍开，大汗则寒湿减，因可暂安。为此，拟一面开发外散，一面渗利下行，内外兼攻，一举可效。乃于五苓散通阳利水中，加红浮萍之轻清走表，功胜麻黄，而祛湿力亦大，葛花、枳椇以解酒毒，砂仁、苍术温中燥湿而速其转化，温服厚复，二帖汗出如雨，小便通畅，胀痛大减。惟大便数日未行，腹感满痛，此为热积肠间，非通不可，以大承气汤攻之，二剂不行，痛增剧，乃为救急计，用走马丸五分以通之，得大泻数次，腥臭难闻，痛遂止。复用清里渗湿之药排除余邪，数剂遂安。

78. 瘰 疬

李君益成，病瘰疬，先为肝郁实证，久则转化亏损虚证。昔年家道小康，父母早亡，族无近亲，而又久婚不育，夫妻交谪，情感仳离，以此胸衿不舒，郁气滞结，颈项两侧发生瘰疬多颗，因循未治，形大增多，虽曾迭进疏肝理气清火诸药，卒以情绪不畅，效不甚著。驯至两年后，瘰疬逐个溃烂，脓汁不干，肌肉日削，其妻因而求去，更增精神上之刺激，病情尤趋恶化，仅存奄奄一息。幸其友成君多义，借箸而筹，代遴远房贤良而年长者为之嗣，而敬养承顺备至，益成心慰气舒，因能略进食，旋可扶杖行。成君又邀吾为之治，诊脉细弱，瘰疬溃烂腥臭，形衰骨立显属虚象。尚幸食纳有味，脾胃生化之源未息，犹可图治。是时治重内外兼顾，先用露蜂房、姜、葱、老艾、猪蹄煎汤温洗，上九一丹末，外盖阳和膏，每日洗换，内服《辨证奇闻》转败丹：

91

党参一两　柴胡二钱　白芍三钱　银花三钱　当归一两
半夏三钱　白术六钱　甘草二钱　煎汤温服，每日一剂，
早晚吞送金匮肾气丸，目的在于温肾益气、补脾和血、
舒郁解毒，进行全面治疗。同时采用一次石氏瘰疬截根
术①。如此经治两月，脓血渐少，溃面缩小，病情已呈
好转，又如前法外洗内服月余，肌肉渐生，面呈红润，
患部缩小而水干，不再温洗上药，改贴红玉膏，药服十
全大补汤、养荣汤轮用，并吞小金丹，加之美食调养，
加速溃面愈合。治又两月，溃处多半平复，又进归脾汤
平补心脾。再一月，气血充，脾胃健，精神旺盛，大异
往昔，可谓告收全功。旋复娶妻育子，以延宗桃，岁至
六十五岁而卒。

　　①石氏瘰疬截根术：在两臂三角肌下端"臂臑"穴
部位，皮肤消毒后，用奴佛卡因行局部麻醉。然后将皮
肤捏起，用钢针在皮下之脂肪层，横行穿透，用手术刀
顺着钢针穿刺线切开，形成横切口，撒上金刀散或生肌
散，再盖上脱脂棉纱布，用绷带包扎，两日后取下，换
贴普通膏药。

79．头痛云翳

　　成立春行商在外，不间寒暑，亦由家庭多累，势所
逼然。1946 年入冬盛寒，不意内寒为外寒感召，发生
头痛身疼，恶寒发热，无汗，纯为伤寒之太阳表实证。
林医乃依时感治之，因循未解，旋致两目云翳，逐侵乌
珠，且剧痛难安。因来求治，按脉浮紧，证如前述，此

属外邪侵扰，陈寒窃发，而非一朝一夕之故也。依据《眼科宜书》治法，疏用八味大发散：

麻黄四钱　白芷　防风　羌活　蔓荆　西芎各三钱 细辛　川芎各二钱　老姜连皮一两　以散陈寒，加蝉衣、蔻衣各一钱以退云翳。

二帖外邪获解。惟内寒久郁，逐渐热化，又欲狡焉思起。证见口燥苔黄，脉浮数，头目牵疼，感觉目痒循头巅经前身而下达阴部，如目光外射则痒稍止，白珠微笼红影，尿黄便结，此属风热炽盛，随经窜扰，治如稍缓，为害实大。改予洗肝散：

大黄　栀子　防风各三钱　川芎　薄归尾各二钱

加蜈蚣二条、全蝎钱半，以猛逐风热。

日服二帖，其势稍杀，痒止痛减，翳则如故。于前方去蜈蚣、全蝎，加木贼、谷珠各二钱，蛇蜕一钱，水煎服，早晚吞二白散（白芍、桑皮各一两，研末）二钱，开水送下。

三日，翳退三分之二，风热渐化，头目不疼，舌转白润，再于前方减量与服；又三帖，翳尽退，人甚安适，未再服药。

《80. 头汗云翳》

刘汉芳君，目珠云翳，时好时发，汗出头面左半侧，自天庭眉心迄鼻准至颈而还，截然鸿沟，饮食行动则汗，虽严寒亦如是，久治不效，迁延十余年。吾后获读《眼科宜书》，载有其证，始恍然其病之由于大病后行房所致。一日晤刘君，举以相告。刘君忆曰："某年曾大病，后则乃有此证，事或如此，祈为治之。"是时值彼目发云翳，即据《宜书》方录与：

川芎（酒炒）　当归各五钱　乌附　秦艽　蔓荆　天麻各二钱　炙草　升麻　桂枝各钱半　生姜一块　水煎服。

同时用包头风药布帕包熨（其药：川乌、草乌、香附、桂心研细末酒炒），熨至两侧出汗，内外并举，以愈为度。幸其信念坚，执行靡懈，十日大见效。汗已少出，五剂汗全止，翳亦退，续进熟益巴戟汤（熟地二两，益智四钱，巴戟五钱）加党参一两，白术五钱，黄芪八钱等品善后。两年来不仅汗未出，云翳亦未一发，足证斯药之妙。

81. 暴　盲

94

张桂英零陵师范女生，家庭多故，善怒多愁，性嗜文学，勤于写作，昨以过劳，突然目不见人，送院医治。谛视两目完好，不红肿，无云翳，舌润无苔，脉浮微弦，头痛恶寒，胸痞纳少，二便如常。此由风寒外袭，肝气内郁，以致清阳不升，浊阴不降，故目瞑而无所见，不外肝肾之虚耳。当据《眼科宜书》治法，先治其外而后治其内，分标本缓急也。处以四味大发散：

麻黄三钱　蔓荆　细辛　西芎各二钱　生姜一两

连进二剂。

复诊，脉现弦涩，虽头痛恶寒已解，而两目仍不能视。后乃着重调气为主，用枳壳二两，香附、郁金、槟椰各一两，煎汤分两次服，仍未改善。又服原方两剂，始觉腹鸣，矢气不止，可见微光，脉转微弱，气臻和顺。前所服调气解郁诸药，又非今宜，而以大补肝肾以治其本，改服熟益巴戟汤（生熟地各一两，益智、巴戟各五钱）加党参七钱，培补正气。三剂，目光逐渐好转，赓续五剂，视力接近正常。后以补中益气汤巩固疗效，半月出院。

《82. 痛　　经》

谭秋香，女，25岁。零陵城区人。婚后月经多不调，从未孕育，每以似续为念，服药调经，殊不如愿。迄至近年经行，则觉气自少腹上逆至咽，胸腹攻冲作痛，呕哕并行，头目晕眩，卧床不能起立，肢厥，身奇寒，但经后则如常人，渐呈面黄肌瘦而已。迩来延治，适值经行，诊脉细沉，证状同昔。审为经寒水冷气逆血亏，顾以经寒血亏，则四肢血少运行，卫阳不足故肢冷；水冷气逆，由于清阳不运，浊阴上逆，则水气不循行通道，故攻冲而痛；其经止而病已者，以水气暂安其位，非无病也。以言治法，则非温经调气不可，经温则血行而不滞，气行则水流而四布，有何泛逆攻冲之害。用当归芍药散（当归、川芎、芍药、茯苓、白术、泽泻）加炮姜、艾叶、香附等，以补血行水温经调气，三剂不少效。审其沉寒已久，亏损至极，虽前汤于证不谬，然不效者，其由温补之力未及乎？改疏镇水温经之真武汤，又加归芍以滋血，以提高疗效，二剂病犹昔。

反复筹思，始得其理。盖其肾元虚损，脾土湿寒，气机
阻滞，升降失调，故浊阴弥漫，清阳沉沦，乃一阴盛阳
衰之证。前方虽然温经行水，而宽中降气之品，尚付阙
如，其不效者以此。更拟当归汤，以参、芪补气，芎、
归补血，桂枝止冲逆，蜀椒温下元，厚朴、半夏以宽中
镇呕，虽无附子之回阳，而温中补虚之力实视前汤为
大，其阳未亡，无须附子，其方证殊相符合也。二剂痛
止气平，厥回呕止，头目不晕，可以起行。续进三帖，
诸证悉瘥。后用人参养荣汤调补气血，加木香、砂仁宽
中和胃，服至二十余剂，身健经和，期年育儿如愿。

83. 血　　崩

　　温妇年五旬，新媳之下，儿媳不顺，因之情志不
适，月经当断而反多，前后参差，时久始净。渐至夜间
潮热，少腹隐痛，口干难寐，乃以经济困难，延未医
治。讵知某夜大崩血下，迄明未止，神疲已极，自煎参
汤服食。次日迎诊，按脉细微欲绝，面唇惨白，舌胖无
苔，腹痛口燥，手足烦热，血尚淋漓未停，身常自汗等
候。审值更年之期，经血应止，反致血崩大下，皆由冲
任虚寒，邪犯胞宫，肝郁气滞，瘀留不行，一旦内外触
引，故暴发而不可止遏。本证不仅寒盛血虚，且兼郁
热，治当兼顾。若认大崩血虚，一味温补，殊难收指顾
之效。因处以温经汤，虽曰温经，而实兼有祛瘀清热之
品，是一方而众善俱备。如方中吴萸、丹桂入血散寒行
瘀，归、芍、阿胶生新止血，人参、夏、草益气降逆，

麦冬清除烦热，又加香附、降香之行气和血，则视原方周到而于证更切也。煎服一时许，腹中震动大鸣，旋下黑色血丝甚多，再进血崩即止，三进热退安眠，精神转佳，末用人参养荣汤、归脾汤善后调理。

84. 白　　带

（一）

　　刘妇美娇，锦城人。产后不自节劳，时往水田工作，伛偻蹬立，湿热交蒸，因之气血内损，经血愆期。又值天旱成灾，抢救早稻，仍复日夜桔槔（jié gāo），倍常辛勤，渐至白带淋漓不尽，稠粘腥秽，身日孱弱，无如家务重，儿女多，犹未能少节劳。近且诸证蜂起，不耐杂作，始来就诊。证为少腹胀痛，白带如注，腥臭难闻，口干心烦，头晕腰痛，小便短赤，大便干燥等，断为湿热郁滞经血不畅之所致。处以八味带下汤：

　　当归三钱　川芎　木通　陈皮各二钱　银花五钱　土茯苓八钱　大黄二钱　茯苓三钱　加桃仁三钱　红花二钱　香附二钱　麦冬三钱

　　二剂带下增多，杂有零星瘀血，伊惊而来询。余曰："今若此，病以药力疏导，带多瘀行，显示瘀血下行经血流通，乃为病愈前奏。此时腹舒痛减，再剂带与血必自止，何惧为？"伊云："少腹已不痛，且思饮食。"欣然归去。又三剂果如所期。改服六味地黄汤（用生地）加归、芍、麦冬、香附以滋阴补血，半月全愈。

（二）

秦氏妇，家遭不造，忧郁于心，因而患白带，所谓肝郁伤脾也。曾治以傅氏完带汤（白术、山药、党参、白芍、车前子、苍术、甘草、陈皮、荆芥、柴胡），其效否不知云。十年后，吾悬壶零陵，业务颇不廉。某日一老妇相迎出诊，笑谓余曰："吾即先生邻居之秦妇也，服药获愈，迄今未发。今客婿家，小女亦病带，闻先生名，故来相迎。"乃欣然同往，视其女面色惨白无华，极度贫血，按脉细弱，舌白润无苔，饮食无味，带下两年余，淋漓不止，液清不腥臭，月经或间月一行，量少色淡，近日午后有潮热，夜难入睡，身体日形虚弱现象。此为湿寒伤脾，脾气下陷，影响冲任，致使经行缓迟，累及带脉，因而白滑粘液由阴道而下。治宜补涩为主。张锡纯氏之青带汤，屡用辄效，今证情暗合，书方与服：

生山药七钱　生龙骨　牡蛎各四钱　海螵蛸　茜草各三钱　加白术　鹿角霜各四钱　柴胡二钱

五剂带止，后服妇宝调经汤：

阿胶四钱（蒸兑）　炒艾叶三钱　熟地一两（砂仁拌用）香附　芍药各三钱　川芎　甘草各二钱　加白术　党参炮姜各三钱

十五剂而月经正常，期年育一男。

（三）

王氏妇，以体虚经错，三旬犹未育，时以为忧，肝气郁结，因之白带不绝，清稀无气味。今春来诊，脉细数而涩，食减身倦，月经三十八而始来，来则半月而方尽，其为胞冷经寒肝郁脾伤，由此概见。治宜温暖下元、调理肝脾为要，处傅氏完带汤加吴萸温经解郁。十剂而精神稍振，食欲增进，带则依然。脉象细数，舌苔滑润，腹有痛感，下肢畏寒特甚，数服温补药而尚有如是之证，其下元虚寒、胞宫清冷至于斯极。现惟温脾胃以健运化，暖元阳以消阴寒，改进桂附理中汤，力较前药为胜，五剂无变化。详审阴寒过盛，药力犹轻，于本方加重分量，计：

附子八钱　党参　白术各一两　干姜　炙草各五钱　肉桂三钱　浓煎，日进二剂。

二日后，证情视前进步，脉觉有力，腹不痛，恶寒大减，带下仍多。复于原方配用金匮白术散（白术二两，川芎五钱，蜀椒七钱，牡蛎一两半，研散），每服六钱，一日两回，酒水送下。暖胞宫，燥脾湿，以大其用。接服一旬，带减大半，已不恶寒，一切改善。后以治带为主，仅用白术散（改汤）加艾叶、鹿角霜、芡实、椿皮等，大剂煎服，五日带尽。随进十全大补汤、养荣汤各十剂，调补气血，温暖冲任，以是体气健复，经期正常，次年育一儿，喜出望外。

（四）

王喜春，黄君妇也。夫妻和谐，多年未育，时以后嗣为念。某日，黄君与余同舟赴某处，谈及其妻下腹清冷，尤独阴内寒冷如冰，难以合欢，而且带下清稀，从无间止，然以事关房帏，隐秘莫深，知先生长者，将烦治之。后月余迎往其家。君妇体肥胖，脉细如丝，重按则无，带多腹冷，恶寒特甚，严冬重裘尤不足以御寒，不欲一刻离火，阳气之虚，由此见之。然推寻其病理，盖由冲任亏损，脾肾虚寒，气血不营经脉，脾湿不能运化，肾水失于蒸发，阴寒益盛，水湿结积，胞宫浸淫，冷如冰谷，所以痰湿下流而成白带，如此阴寒沉沦、阳气衰微之证，理合温补，为拟桂附理中汤加鹿龟二胶、补骨脂、巴戟、芦巴等药，大温元阳，培补脾肾，又早晚用甜酒冲送天生黄，每次三分，持续一月，畏寒大减，白带由稀转稠，量亦微少。知前方已效，嘱仍继进一月，同时配用当归生姜羊肉汤（羊肉一斤，当归二两，生姜一两，隔水清蒸）作饮食营养，两日一次，病状显著改进，下身不畏寒，带下减少，脉象虽细，可按而有神。嗣以阳回阴去，殊不必若前之峻温峻补，而以培养气血通调经脉为宜，换方人参养荣汤加龟胶、鹿胶，每日一剂，服至五十日而腹暖肢温，阴内无复有冷气鼓吹，带下全无。又继服一月，精神倍增，肌肉丰满，大异往昔气象，遂停药，翌冬又占弄璋之庆矣。

85. 月　　痨

　　少妇杨春桃，产育刚旬日，伤于房室，当时无异状，两月后发生咳嗽，气促无痰，口燥心烦，夜不安睡，少腹微疼，小便黄短，如此者数月，迭治未愈。近复五心潮热，午后面如桃花，颧赤犹显，夜热弥高，干咳增剧，迄昧爽始汗出热退，肢倦无力，切脉细数。查系肾水亏乏，火旺瘀凝之所致。然则水亏则不能涵木，水不济火则热盛，火热乘金则肺燥而干咳，任冲劳损则不免瘀滞而少腹疼，如此水亏火旺金燥瘀滞之证大法以滋阴降火清金消瘀为主，凡丹栀逍遥散、清骨散、三物黄芩汤，皆为对证之方，逐次服食无效。忽睹验方集载有何琼楼君所传民间效方，叙述证状，与此微合，以其药味和平，因作试探性与服。方为：

石菖蒲两半　水灯芯八钱　车前草　淡竹叶各六钱茅根二两　随证加沙参、丹皮、贝母、骨皮、生地

各三钱，水煎作三次服。

旬日后咳热均减，颇著卓效。后于原方随证加减，再旬全愈。在服药期间，绝对禁忌房事及荤腥煎炒诸物。愈后宰老鸭一只，配丹参、茜草各四钱，隔锅清炖，放盐少许，食时去净汤上浮油，数次分食，以素久荤食，免伤脾胃，不妨多次蒸食，清补复元，其他参、耆、术、桂辛燥之品，概非所宜。以上所述亦何君经验有得之言，须遵循之。

86．妇人缩阴证

（一）

魏妇，45 岁，邮亭圩人。1958 年冬，天气严寒，日在田间劳作，汗出解衣，因而受寒。归家即觉不适，晚餐未竟便睡，极畏寒，夜半抖颤不已，双被不温，旋

现肢厥，屈伸不利，少腹拘痛，恶心欲呕，约半时许，阴户出现收缩，拘紧内引，小便时出，汗出如洗，自觉阴户空洞，时有冷气冲出，不安之至。清晨，夫来迎诊，切脉细微，舌苔白润，身倦神疲，言食如常，余证若上述。据此辨认，病属虚寒，由于肝肾亏损，遂被贼风侵袭，气血寒凝，经络拘急，颇类三阴直中之象；又其证所患部位，与男子缩阴证同，治法谅亦无异。不过俗传妇人缩阴多指乳房缩入，至于阴户抽搐牵引则少见也。其治，当以温经祛寒为法，因投以当归四逆加吴茱萸生姜汤，祛风寒，温肝肾，经血得养，其病自已。该汤日进三大剂，遂告全安，未另服药。

（二）

刘妇，年四旬余，邮亭圩北村人。体素虚弱，某日农作过劳，傍晚归途遇雨，衣履尽湿，归仅更衣，不甚介意。晚间又经房事，而风雨之夜，寒气砭骨，夜半时起如厕，未久，睡感寒甚，数被不温，少腹拘急绞痛，次第加剧，待至天将明时，阴户遂现紧缩，自觉向腹中牵引，冷汗阵出，手足厥冷，头晕神困，不能起立，服药鲜效。其夫来迎治，脉象微细，舌润不渴，乃一阴寒证也。其夫且曰："内子阴户收缩，成一杯大空洞形，时流清液，令人见而生畏。"吾曰："病虽奇，治尚易，近村魏妇病与相若，曾一方即愈，毋用惊惧。"仍书与当归四逆加吴茱萸生姜汤，嘱一日服完二大剂，并用艾灸气海、关元十余炷，又锡壶盛开水时熨脐下。次日往视，已笑逐颜开，操作厨下，惟身觉略倦而已。

（三）

　　邵湘莲，青年农妇也。夏月勤劳工作，赤日熏蒸，不免感受暑气，汗多体疲，夜间困于房事，时出小解，又为风邪所侵。翌晨颇感不适，傍午猝觉阴户左右抽搐，时作时止，至夜增剧。经住医院医治旬日，未曾少效，亦不识其病名。因来就诊，详述证治经过。诊脉洪大而虚，唇绛舌干，口渴心烦，身热尿黄，饮食知味，依此判断，属诸暑证。与魏邵二妇之阴户伤寒收缩之因素不同，此不过阴户抽搐病伤于热，症较轻也。因思书载伤暑而复伤风，辄有暑风之发，今该妇先中于暑，又困房事，频频如厕，风邪乘之，或以扰动经脉，影响气血流行而致病。况阴户为肝肾两经经脉循行之区，肝主筋，肾主水，风袭则肝风动，房劳则肾水亏，水不涵木，血不营筋，故筋急而抽搐。治以清暑祛风为主，予碧玉散、鸡苏散合剂以清暑热，加羌活、香薷、蝉衣、钩藤以祛外邪，兼冲牵正散搜经络之风，另蒸参麦汤作茶饮扶持正气，寓有补正却邪之意。日进二帖，当晚搐止热清，奏效颇出想象。再以清暑益气汤加减调理，数日全安。

87. 产后瘀痛

（一）

　　秦英，36 岁。产后小腹隐痛，他无所苦，循俗食鸡吃酒以滋养。不三日，腹乍剧痛，有块拒按，医遵产后宜补不宜攻之说，以当归建中汤温补之，痛益甚。易医虽能认证，又不欲专攻逐，治以攻补两施，用生化汤痛不稍减。迎吾诊之，切脉沉而数，腹胀痛，小腹有块，舌苔黄，不思食，大便下稀黄水，小便短黄等候。患者且曰："先日瘀止则腹痛。"以是知病由伤食而腹隐痛，后则瘀止而腹大痛，又以温补之故，瘀食胶结，久从热化，利于寒逐而不利于温下，讵可以产后畏攻而鼠首偾事乎？决然书予桃仁承气汤攻下之，一则清其积热，一则祛其瘀滞，连服二大剂，便血杂下，腹遂不痛，黄苔退，略思饮食，但腹块仍在。是时内热清而瘀未尽，不宜清逐，又宜温攻，且病久脉弱，微现虚象，改进生化汤加益母草、三棱、土鳖，酒水各半煎，另三七磨汁兑服，五剂瘀块消除。接进八珍汤大补气血，逐步康复。

（二）

杨妇产后三日，恶露猝净，遂致少腹疠痛。医以病历多日，先处以生化汤，后用温经补虚之当归建中汤，痛均不减。越日迎吾以治，脉涩有力，小腹痛而拒按，无片刻停。查病由恶露未尽、瘀血积滞使然，乃实证非虚证也。治当祛瘀为急，不应畏攻妄补。生化汤固误，当归建中尤误，就证而言，莫若消瘀力强之折冲汤为切合。药为：

赤芍　桃仁　红花　牛膝各三钱　归尾五钱　丹皮玄胡各二钱　桂心　川芎各钱半　酒水各半煎服。

二时许，少腹痛益甚，病者认为药之误，遣人相询。吾晓之曰："药服而痛增，是逐瘀之力显，瘀下即不痛，今痛乃瘀将下之先兆，亟再进以续药力，何疑为？"后连进三剂，瘀血迭下甚多，痛解人安，未再服药，嘱以饮食营养。

88. 产后类中风

刘妇凤英，产后数日，轻健如常。乃不时家务操作，儿女多，不免吵扰恼气。某夜血大下，凌晨始止。寻见口眼㖞斜，腰背反折，手足亦时搐搦，此由产后血虚，又经崩下，以致肝风内动，血不荣筋，故见类中风之证也。切脉细微无力，神衰而嗜睡，身发高热，舌白胖口不渴，是气血两虚，阴亏而阳无所附，外现发热之象，不可为外貌所惑，妄用清解，宜大补气血药中少佐风药，疏予当归补血汤加党参钩藤皂刺：

黄耆二两　当归八钱　党参一两　钩藤三钱　皂刺一钱
水煎，日进二剂，外以牵正散酒调敷面部，又以白酒温搽全身，加被温复。

复诊，脉现有神，风象已无，身热亦退，改处八珍汤峻补气血，服二十剂而复原。

105

89. 麻疹内陷

（一）

唐儿二岁，住邮亭圩枫木村。先为发热咳嗽，饮食行动皆如常，家人不以为意，未甚戒备。曾经循回医师唐君问诊，断为麻疹将发，当用荆芥、防风、大力、蝉衣、杏仁、薄荷、西河柳等表药，促其透发，并严嘱禁风忌口。次日往视，头项麻疹微现，咳嗽发热转加，心烦舌燥，引饮，又于前方加石膏、竹叶、连翘，再予辛凉升发。次日胸背上肢均现疹点，惟下肢未到，鲜红突起成朵，热亦不高，此为顺候。讵知其家心存姑息，欲减其吵扰，抱外四行，因而感冒风邪，迄至夜半，疹点全收，气喘肢厥，目直视，手足搐搦等危象毕呈。急足觅唐君，复邀余会诊，趋至审视，儿面虽青，按之尚红活，目不了了，似有薄白翳，鼻干齿燥，舌起红刺，纯一风热内陷肺气上窜之险证，殊不可为局部之厥象所惑。但深夜药不易得，为急救计，随将带有之六神丸，取十粒用水化开，二次灌下，暂时解毒强心。书方麻绒（即麻黄捣成绒）、杏仁、石膏、连翘、荆芥、钩藤、葶苈、紫背浮萍、蝉衣等升发清热涤痰止痉药，浓煎，调服无价散（即大粪煅炭）一钱，并用新絮温复儿身，约四时许，儿得微汗，疹又隐隐现皮肤间，肢已温，气稍平，人事略清，不若前之躁烦，促进二煎，服如前法，迨黎明疹点齐出，且及手足，其他险象俱退。改予荆

106

芥、连翘、大力、银花、木通清解之。不意某医来视，认为疹色鲜红，温度尚高，亟予退热，午后儿疹又隐，烦躁不安，但不似昨日之剧，其家慌乱，复邀诊，因儿疹出三日，正值疹发时期，其热虽炽，只合轻减其热，不宜尽退其热，热退则疹伏，伏则变象出，故中医以清解升发并举，不以退热为急务。今儿误于清解，疹又伏陷，故而险象环生，仍宜升发是议。拟处以荆芥、薄荷、大力、柴胡、生地、竹叶、红浮萍等，同进无价散，外用小鸡剖开，内放雄黄少许，乘热敷儿脐上，内外兼治，法尚周全。当晚疹又复出，人立安静，后以清金滋阴退热解毒诸品出入加减，遂得平复。

(二)

残冬严寒，麻疹盛行，小儿多半感染，往往以失治或误治而夭殇者，不知凡几。王儿四岁，体虚弱，亦被时毒传染，发热十余日，疹犹未现。医循例用辛凉药升发之，疹则始终隐隐停留肌腠之间，药愈投而形愈隐，甚且内陷不见其形，身热亦逐渐低减而至于无热，神困昏厥，险象日呈。迎吾治之，视儿面色青惨，气息低微，指纹沉晦难见，不语亦不食，合目昏睡，乃内虚而外寒闭束、疹陷难出之棘手危证。盖疹本借热发，而反以寒药抑制，转向内陷，演成如此危势，此由治病不知因时因人而异，误于麻宜寒凉之言也。儿体虚寒，外寒又盛，理应温补辛发。然在王琦《医林指月》瘄论载有温补治疹成例，可为今范，因用温补升提法。处以防风桂枝汤加归、耆、炮甲、红花等，正气充则足以抗毒，

107

外寒散则陷疹得透，虽变法亦常法也。前药煎汤温服，被厚复，二剂身温有汗，疹点隐约外露，再剂身热增高，面及上肢均现点，色鲜红，略咳嗽，口舌微干，指纹见红活，人事已清醒。现证转热化，则药宜辛凉，不合温燥，改予苏叶、荆芥、前胡、连翘、大力、花粉等，二剂疹遍全身。嗣后如期疹回，人极安和，进以养肺和胃解毒之沙参、石斛、麦冬、连翘、银花、谷芽诸品，服食数日而人安如常。

90. 脾虚吐泻

王儿发热吐泻，治不及时，又误于药，因致抽搐。此由泻久伤脾，热久动风，即土虚木贼之故。果能补土祛风，即可言愈。无如医者误以镇惊丸药杂进，瘛疭转甚，病情岌岌可虞，始延余治。视儿指纹青浮，面色㿠白无华，身热水泻，肢搐无力，土虚木克，证象显然，大法以补土泻木为治，处抑肝散。用柴、芍、钩藤平肝清热，苓、术补脾止泻，芎、归活血疏经，甘草和胃调中，一方而扼其要。日夜进三帖，当夜热退泻减，搐次渐少。复诊，指纹转淡黄，舌白润，小便清，能食少许，因搐泻未已，原方加党参再服三帖，搐止泻住，且走与诸兄姊嬉戏矣。改疏参苓白术散补脾健胃，数帖安平。

108

《91. 风热发搐》

曹儿，4岁。先时壮热无汗，昏沉嗜睡，合目无语，面赤唇红，舌苔干燥，小便黄赤，大便泻，指纹青紫而浮，原为风热证也。不意医进辛温发散药，大汗出后，热不解，随呈手足瘛疭，疾劲有力，日数发，不时大呼，又认作寻常惊风，头身爆灯火十余处，以此外热顿退，而内热加炽，语妄搐剧，前医束手辞去，乃延余往。查为风热内闭，热甚动风，首误于辛燥伤津，再误于灯炷损阴，因而逼热内扰，肝火横逆，上犯心包，故神昏妄语，搐搦不休；又以其大便溏泻，证明热不在胃而在肝心。治宜清热熄风、宁心开窍诸法。因用羚羊角钩藤汤加减：

羚羊角五分（磨兑）　生地三钱　钩藤　菊花各二钱　胆草六分　竹叶　石菖各钱半　另安宫牛黄丸一粒，分二次化送。

并用三棱针刺两手少商、中冲出血，刺人中通窍。外以雄黄末少许填儿脐孔，再将雄鸡一只粪门对准儿脐，并使鸡安伏其上。经此治疗，该儿人事略清，搐搦减少。无何，身复发热，烦躁不宁，口渴呼饮，指纹则由青紫而转浮红，细审知非病变，乃系内热外透由荣转气之良好机转，疏予清营汤而变通其用：

犀角钱半　生地五钱　麦冬　连翘　栀仁各三钱　石膏六钱

二剂后搐止，神清热退，诸证均减，可略进饮食。

109

惟热久伤阴，精神困顿，不能起行，再进甘凉育阴之药，如三甲复脉汤、玄麦六味地黄汤交替服食，一日两剂，加速恢复亏损之阴液，经一月而始健复。亦以见滋阴之不易见功，惟在患者耐心服药以待之。

《92. 慢 惊 风》

（一）

汤儿 5 岁。禀赋不厚，体弱多病。中秋节日，恣意食肉啖饼，家人不之戒。次日腹胀呕泻，医作伤食治，但以体虚难任克伐，进以消补兼用之太安丸（即保和丸加白术），改汤服，腹泻转剧，呕亦未止，乃父视为药误。易医，无如辨证未真，以证属虚，处温脾健胃之六君子汤，呕泻立止，认为效，续进数剂，因而腹胀如鼓，痛不可忍。后医又认为实证，不顾及患儿体质，贸然以大承气汤攻之，胀痛虽已，而腹泻不止矣。随见神疲气短，汗出肢厥，手足不时抽搐，缓而无力，显示种种之危象。其家遣价迎治，视儿面色清惨，息微目合，关纹隐微难见，抽搐乏力，启视其目，神光尚好，此乃关键之处，许其可治。即处人参四逆汤以救垂绝之阴阳，急煎频灌，四时尽二剂。夜半阳回、肢温搐停、汗收泻止，有时呻吟。次晨复诊，关纹清淡可见，神清能言，不能坐立，此由攻伐太过，元气斫伤，只应益气补脾，徐图恢复，师理中汤之意而易其分量：

党参五钱　白术四钱　干姜一钱　炙草二钱　加黄耆、补骨脂各三钱，日服一剂。

历时半月，未易方而复常。按患儿体弱伤食，消补兼用原不误，服药而泻甚者，乃药攻积之力，积尽泻自止，又何疑，惜易医而进温补，固积增病，犯实实之戒；后医治虽合法，但于人不审体质，于证不分轻重，病轻而药重之，以致演成阴阳虚脱之危证，病虽获救，然亦险矣，辨证其可忽诸。

（二）

此吾师蔡仁山先生之验案也。有王香山者，家寒，子女多，次儿二满三岁，病吐泻，初不以为意，病呕始求医，治又不如法，半日间，病转剧，吐如涌，泻如注，旋又搐搦，继则肢厥神昏，气如悬丝，认为不治，弃于地，待气绝葬之。时吾师出诊经其门，邻人不忍而代邀诊，先生欣然往，见儿僵卧地上，肢厥如冰，关纹不见，以手掐人中，不呻，又掐合谷，亦不呻，呼吸若有若无，抚心有微热，重手按其腹，儿目忽启，神光莹晶，切足三部脉亦不显。窃思该儿病虽沉笃，而神光未散，尚存一线生机，有可为力之处，讵能坐视不救。师先以艾火灸气海、关元、天枢、阳强及两足三里诸穴，并儿脐满填食盐，切生姜薄片，戳细孔无数，置盐上，再放艾团烧之，以作急救处理。当处人参四逆汤：

党参六钱　生附四钱　干姜三钱　炙草二钱　急火浓煎。

陆续灌下，尚能咽，两时内服完二煎，无转变，接进二剂，约四时许，身肢转温，目能启视，不吐不泻，气虚不能言。师曰：病庆再生，已无顾虑，可接服黄耆理中汤三剂调理即愈。此吾随诊经历其证，故能亲切言之，时在三十年以前事也。

❀ 93. 呕　　吐 ❀

　　韦儿小春，病泄泻，利止则腹胀，食则更甚，且时作呕，因不敢食，后致饮水亦呕，口苦舌绛，苔微黄，却不渴，胸腹痞胀，指纹淡黄隐沉，身体极清瘦，大便如常，小便清利。盖由诸证观之，其先泄泻，脾胃早伤，气虚不化，寒湿积中，故食入则胸腹胀；舌绛口苦，由于肝胆之热，弥漫中焦，故水食入咽则呕吐，形成上热下寒扞格不通之证。若上热轻而下寒不虚，可用栀子干姜汤清热温中，交通上下。今则不仅上热盛，而下寒且虚，已非上方所宜。《伤寒论》曰："伤寒本自寒下，医复吐下之，寒格更逆吐下，若食入口则吐，干姜黄连黄芩人参汤主之。"本证虽未经吐下，而久泻伤脾，其理正同。脾伤则清浊不分，阳格于上，阴沉于下，故用药上宜有分寸；如仅用寒药以治下，则必格拒不入，即入亦将引起上热之加剧，皆不利于病。核上述姜参芩连汤为上盛热、下虚寒之的剂，恰合于本证，用之何疑。其方芩、连之苦寒，以通热格，参、姜之温补，可复正气而逐阴邪，配合臻补泻变化之奇。然以胜复关系，分量略有变更，以寒重热轻，故尔如此。计：

　　党参五钱　　干姜三钱　　黄芩钱半　　黄连（姜汁炒）一钱

煎成缓缓服下。

先不受药，尽一剂后，药亦不呕，再剂可食饮。上焦余热未清，中焦虚寒尚盛，改进连理汤：

黄连八分　党参五钱　白术（土炒）　干姜各二钱　炙草一钱

三剂，遂得阴阳调协，上下沟通，不呕能食。后以六君子汤平调脾胃，食欲大佳，肌肉丰润，又健常活泼入学矣。

94. 小儿热泻

黄儿 3 岁，夏月伤于饮食，寻患泄泻，心烦口渴，便利腥黄，小便赤短，病经旬日。医用胃苓汤治之，利稍减，渴加剧，声嘶不食，日多不少效，易余诊治。患儿僵卧不语，视目尚有神光，白珠微现红丝，舌质红，唇绛，苔干黄，口常作饮状，头额略热，腹肤热尤剧，呼之不应，现昏迷态，指纹青紫。正沉思间，值儿大便，下如黄水，腥秽难闻，乃憬然慧悟。盖由肠胃积热之为祟也，疏导之则愈。处葛根黄芩黄连甘草汤、小承气汤合剂，加花粉、前仁生津利尿。谓曰："服此泻增勿惊，药以逐积，故利多，积去则利止。"果一剂而利剧，再剂利寝减，神清思食，三剂利全止，能起坐。继以滋阴养胃剂清补，半月而安。

95. 伤食吐泻

黄儿5岁，伤食吐泻，口渴尿少。医者不问病源，贸然进以温补药，企图止之，病反剧。后医又以水湿分利失常，治以五苓散，渴未减而吐利如故，因迎余治。诊视指纹淡红隐隐，心烦欲饮，水入则吐，食亦少进，舌苔黄白而腻，腹鸣下利，时呕，大便稀，淡黄有腥气，嗜睡不少动，病月余矣。综合判断，乃系肠热胃寒，食积湿困之象，既不可温，又不可凉，治宜寒温并用，处以半夏泻心汤。半夏降逆止呕，参姜益气温中，芩连清理肠热，枣草甘温和胃，枢转其间。增茯苓健脾利水，花粉生津止渴，以宏效果。服后吐泻均减，再剂病瘥。惟病久虚极，进以参苓白术散平调脾胃，十剂能行，又半月而乃健。

114

96. 小儿夜间发热

谢菊生之子秋光，年2岁。体健天真，聪明可爱。昨夜倏然高热，口不渴，人清醒，家人虑热极生风，致生它变，夜半延唐医治之，进以清热解肌剂，天明热退，白日嬉戏如常。至夜复热，间有妄语，医又认作风兼积滞，用青蒿、薄荷、连翘、神曲、焦查之属，解热消食，病亦不退，此后夜热无少间，儿体则日呈虚象。今晨儿母携来就诊，指纹青滞，舌尖红无苔，夜热无汗，尿黄便和。但发热之前不恶寒，指纹青，既非外感伤风，则属受惊生热所致。乃母曰："前夕儿从床坠地，次日即病，其以是欤？"如此则病因惊而发，惊则气血不和，影响经脉，因而发热，是热自内生，故非解表可治者，治宜安神和血则得之矣。处金匮桂枝茯苓丸而变通其用：

桂枝钱半　丹皮二钱　桃仁二钱　茯神（辰砂拌）三钱
加龙骨　牡蛎各三钱

午后服完一帖，当夜热大减，再剂热不复发，遂嬉笑如常矣。观此，则知发热之多端，不宜局限于清热解表之成法。

97. 小 儿 痿 证

张兴载，男，5 岁。今夏有非常之寒，感而发高热，旋为痉搐。医先与蝎、蚕、星、竺等祛风豁痰之药，搐得稍减，时止时作，因循月余未愈。更医，反其道而行之，则用柴、芍、归、地、参、术等平肝滋血益气健脾，痉得止，随又改进滋阴诸品，而痿躄骤发。遂惑于《内经》痿属五脏热生之说，或作肺热痿软而用二母二冬；或作肝热痿软而用清肝顺气饮；甚而认作水不胜火之肾热痿软应用坎离既济丸，一月间举棋不定，屡更治法，终未效也。今切脉细微，指纹清淡略沉，面㿠白无华，神疲肢倦，味淡食少，舌白润而胖，僵卧不能起立，两足不知移，短气息微，腰以下冷如冰，喜被温复，小便清长，大便如常。考查上述诸证，显属虚象。盖其先服风药而痉未已，改滋补而愈，若不妄事更弦，无的放矢，何至痿证之发，其犯虚者实之之误，至为昭然。幸儿体禀赋素厚，尚能经此戕贼，然亦危矣。据《素问·痿论》云："故阳明虚，则宗筋纵，带脉不引，故足痿不用也。"又："筋痿者，生于肝使内也。"《证治准绳》曰："肝肾损，骨痿不能起于床，筋弱不能收持，宜益精缓中。"详参各节，则本证属于脾胃肝肾之虚，当补而不当泻，是与脚气壅疾无力治异。疏用加味四筋丸与四君子汤合剂，补肝肾，调脾胃，初服二剂效不显，进至五剂，脚能伸缩，精神饮食亦渐佳。十剂而后，始能启行，再以归脾汤、养荣汤调理全愈。

98. 小儿口渴尿多

（一）

116

刘小毛，男，3岁。先患吐泻，经服药一周后，吐泻全止。旋而烦渴，引饮不休，小便每小时十至十五次不等。舌紫红无苔，指纹显露而深红，喜卧地下，午后有潮热，夜半汗出而解，食欲不振，尿清长，时作干呕，肌肉日形干瘦，睛光尚好，犹可自由行动，此为阴虚内热，治宜滋阴清燥法，处竹叶石膏汤加减。查《伤寒论》有说："伤寒解后，虚羸少气，气逆欲吐者，竹叶石膏汤主之。"本方虽为病后津气两伤余热未尽之清补一法，但移以治肺胃之热，未尝不可。其方竹叶、麦冬清心肺之热，石膏原治烦渴引饮，与麦冬配用，效力尤巨，又人参改洋参则具强心生津作用，去半夏之辛燥，易花粉之清润，甘草和中，粳米益胃，实备有相辅相承之义。是以用之以清肺热，肺清则宣化，宣化则津生，津液四布，不专下注，则尿少而渴自止，自以清肺热为第一要着。因此，更知本病之适用竹叶石膏汤，乃依上法煎服。另以蚕茧、麦冬、山药水煎作茶饮。药进三剂，疗效显著，渴尿均减，稍能进食，潮热止，汗不出，只余渴尿两证，势亦已衰。再四剂口不渴，尿亦趋正常，遂用参苓白术散调理收功。

（二）

王女新琼，4岁。病由吐泻而起，先失治理，后又治不适宜，延至一月而吐泻始已，无何尿多而渴，家人不以为意，儿致形销骨立，不能起行，奄奄床第，又复多日，始来延治。按脉细微，指纹隐约不见，神志清明，睛光亦好，唇淡白，舌润无苔，语微神疲，口渴尿多，饮后即尿，尿后即饮，不可数计，肢冷恒喜被温，尿清长，无油脂，食可稀粥半盂，大便好。是病由于阴虚阳衰，不能蒸化津液，以故尿多渴饮；又因病久气虚，故神疲肢冷，已属阴阳两虚之极。差幸能食便好，脾胃机能健运，元气几微尚存，此为本病有转机之重大环节。此时滋阴扶阳均极重要，如阳回阴生，火能化水，津液四布，病则自已。因选用金匮肾气丸，借以蒸发肾水，升降阴阳。张景岳有云："阳气不化，则水精不布，水不得火，则有升无降，所以直入膀胱而饮一溲二，以故源泉不滋天壤枯涸者，是皆真阳不足，火亏于下之证也。"读此，可知阴阳气化之理，尤能深一层明确肾气丸之功用。其方附子、肉桂温阳，熟地、山药滋阴，丹皮清虚热，山茱涩精气，茯苓健脾升化，泽泻补肾清利，用以治小儿脾泻而成之阴亏阳微之口渴尿多证，殊符合王冰"益火之源，以消阴翳"之旨。将丸改作汤服，同时用蚕茧五钱，洋参钱半，山药一两，蒸作茶饮。服药四剂，渴尿减半，至七剂则诸证悉已，后以五味异功散加补骨脂、益智、巴戟、枸杞等温补脾肾，调养一月而瘳。

99.小儿疳积

刘春苟，男，3岁。病后失于调养，久未复常。其父母以儿多事忙，无暇顾护，饮食失时，冷暖不调，渐至消化不良，腹大肢瘠，因循数月，面黄肌瘦，腹胀如鼓，青筋暴露，发稀枯黄，尿浑便腥，喜食米炭泥土等物，年虽三岁，尚不能行，其先天之薄，身体之弱，从可知也。本证为饮食伤胃，影响脾不健运，五脏无精微之奉，经脉鲜血气之濡，故形羸发枯；其食滞中宫，郁久则热，热则化虫，故腹大而嗜异物。谚云："疳为食之积，积即虫之生。"足证无疳不积，无积不虫；惟病久体弱，积不可攻，首当健其脾胃，待其生化恢复，气血稍裕，再而消积驱虫，比较安稳。又该儿厌服苦酸，则拟以甘平之品，如五味异功散加黄耆、山药、内金、谷虫、君肉之类，以补中益气为主，消积杀虫次之。共研细末，每次六钱，早晚用白糖开水调服，甘甜可口，儿喜服食，同时用消痞膏摊贴脐处。每周刺两手四缝穴一次，半月后脾胃机能逐步健旺，气血渐充，乃始用攻逐之法。但仍照服原散，间日吞送千金方之紫丸五分，一周内不断溏泻积粪，间有死蛔，腹消十分之八，遂停丸不用，专服散末，仍贴膏药。另用参苓白术散加谷虫、内金、雷丸等研末和白糖成饼，供日常食用，又美食清补，不一月腹尽消，体复健，且可步行。

《100. 小儿痫证》

（一）

秦儿 4 岁，大病瘥后，旋发痫证。但在未发前一日，预有潮热面赤，心烦不眠，不思饮食等景象。次日猝然昏仆，口吐涎沫，十余分钟乃已，一月数发，如营养良身体健则少发，时历四年矣。其父秦汉来询治，诊脉弦滑，舌尖微红，中心白润，胸膈不舒，近以体弱，病发日频，一月十余次不等。盖是病起于大病之后，体弱则多发，强则少发，可见病由虚致；面红潮热，脉弦，皆肝气不和，火势上炎之象；吐涎胸痞，此因水气泛散郁积痰涎而作祟；舌尖红，中白润，由于心经虚热及脾气不升之故。按证应以调肝涤痰理脾为前提，处以加味温胆汤兼吞磁朱丸，七日为一疗程。复诊，据云："期内未发，惟某日有短时不适表现而已。"切脉渐和，饮食逐加，嘱再服原方一程。三诊，病仍未发，一切热象均退，乃改归芍六君子汤照吞磁朱丸，补气血，调脾胃，安心神，涤痰涎，以作善后处理。

119

（二）

李儿春先，半岁时，曾患惊风，状甚险，经针灸服药获愈。居无何，发生痫证，卒然昏仆，手足搐搦，口吐涎沫，不半时而苏，人即如常，发无定时，迄今十年矣。上月至戚家，照例又发，时已较前为频，其父伴来就诊，诊毕谓曰："本证为胆肝气逆，痰涎内壅，逆阻心包，故神昏而痫作，治以降痰镇心为主。患者体尚健，脉弦滑而数，为痰涎内闭之象，犹可攻逐，以谋速效，惟所用效方药性剧烈，反应极大，间有呕吐及腹痛，但刹那即停，殊无可虑。彼以为然。"即疏予效方：

皂矾（煅红）一两　鱼胶（切断面炒）一两　铅粉一两（注意炒黄）　朱砂（水飞用）三钱

共研细末，每早用陈酒浸服三钱，若现呕吐，亦可间日一服，半月可愈。当予成药末三两，嘱如上法服食，为十日量。据谓："药后曾吐痰涎两次，期内痫未发。"复给药末两半继服，每次减量为钱半，以资根除。翌年秋邂逅儿父于途，谓病半年未发，身体转强，足证该药之效云。

120